神农本草经药物解读

——从形味性效到临床（8）

顾　问　孙光荣　陈绍宏

主　编　祝之友

副主编　李　杨　祝庆明　杨建宇

编　委　张德鸿　李海霞　李领娥
李　青　姜丽娟　赵玉珍
马希林　王锦平　朱珺丽

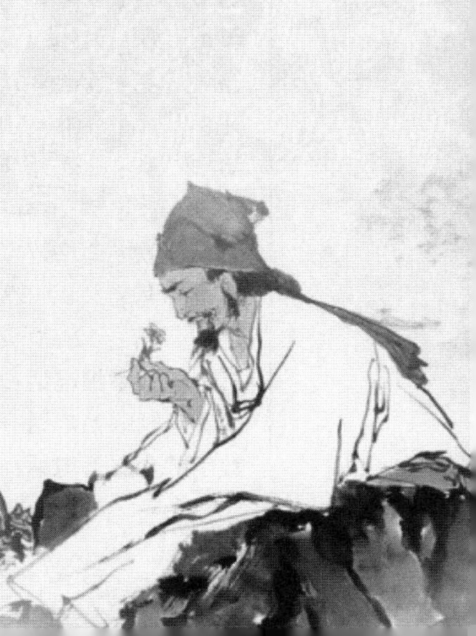

人民卫生出版社
·北　京·

图书在版编目(CIP)数据

神农本草经药物解读：从形味性效到临床. 8 / 祝之友主编. -- 北京：人民卫生出版社，2026. 1.
ISBN 978-7-117-39224-2

Ⅰ. R281. 2

中国国家版本馆 CIP 数据核字第 2025EK2657 号

人卫智网	www.ipmph.com	医学教育、学术、考试、健康，购书智慧智能综合服务平台
人卫官网	www.pmph.com	人卫官方资讯发布平台

神农本草经药物解读——从形味性效到临床（8）

Shennong Bencaojing Yaowu Jiedu

——Cong Xingweixingxiao dao Linchuang（8）

主　　编：祝之友

出版发行：人民卫生出版社（中继线 010-59780011）

地　　址：北京市朝阳区潘家园南里 19 号

邮　　编：100021

E - mail：pmph @ pmph.com

购书热线：010-59787592　010-59787584　010-65264830

印　　刷：中煤（北京）印务有限公司

经　　销：新华书店

开　　本：710 × 1000　1/16　　印张：15

字　　数：231 千字

版　　次：2026 年 1 月第 1 版

印　　次：2026 年 2 月第 1 次印刷

标准书号：ISBN 978-7-117-39224-2

定　　价：52.00 元

打击盗版举报电话：010-59787491　E-mail：WQ @ pmph. com

质量问题联系电话：010-59787234　E-mail：zhiliang @ pmph. com

数字融合服务电话：4001118166　E-mail：zengzhi @ pmph. com

前　言

《神农本草经》（简称《本经》）是我国亦是世界上最古老的药物学典籍之一，是中医药四大经典著作（《黄帝内经》《神农本草经》《难经》《伤寒杂病论》）之一。所载药物之功效与主治是其主要内容，另有药物正名、性味、主治、异名、产地、采收季节，以及用法、用量、剂型、七情畏恶、所附方剂、服用方法等。中医药界对其研究者甚多。

自宋代开始，有多种版本的《神农本草经》辑复本面世，如清代孙星衍等《神农本草经》，清代黄奭《神农本草经》，清代陈念祖（陈修园）《神农本草经读》，清代叶桂（叶天士）《本草经解》等。近半个世纪以来，对《神农本草经》的研究成果颇丰，如尚志钧校点的《神农本草经》、曹元宇辑注的《本草经》、张树生等主编的《神农本草经贯通》、叶显纯等所著的《神农本草经临证发微》、张登本的《全注全译神农本草经》、宋永刚的《神农本草经讲读》等。但这些著作都有一个不足之处——不注重中药品种理论的研究，个别内容甚至与《神农本草经》的本义相差甚远。

随着对《伤寒杂病论》的研究深入和对“读经典”的提倡，中医药界已经开始重视对《神农本草经》的研读，为还原《伤寒杂病论》和《神农本草经》中药物的本来面貌进行了大量研究，已经取得很多突破性进展。中医药界已开始注重中药品种理论的研究，《神农本草经》的价值已逐渐显现。不断积累的临床经验使《神农本草经》的很多记载得到证实，如半夏“主咽喉肿痛”、厚朴“主气血痹”、桔梗“主胸胁痛如刀刺”、甘草“主金疮肿”、麻黄“破癥坚积聚”、芍药“主利小便”、苦参“主溺有余沥”而逐水、桂枝（肉桂）“主上气咳逆，结气喉痹”、白芷“主女人漏下赤白，血闭阴肿”、柴胡“推陈致新”、天花粉“续绝伤”、玄参“治女子产乳余疾，补肾气”、大黄“调中化食，安和五脏”、独活“主金疮、奔豚、女子疝瘕”、乌头治“咳逆上气”、茯苓治疗“寒热烦满咳逆”、天麻“补益身体”等。

值得一提的是,《神农本草经·序录》是较为全面、系统、纲领性的临床中药学综合性经典论述。它奠定了中医药临床药学的理论基础和内容框架。历代中药本草文献对该"序录"全文均有转载、注释和研究,如《新修本草》《经史证类备急本草》《本草纲目》等;对《神农本草经》的注释亦有很多版本,如清代张璐《本经逢原》、清代张志聪(张隐庵)《本草崇原》,仅名称和个别文字、标点符号略有差异。历代本草文献肯定了《神农本草经》提出的"凡药,上者养命,中药养性,下药养病"观点。

要学习好中医中药,必须要读经典。要读《黄帝内经》、读《伤寒杂病论》、读《神农本草经》,不仅要读,而且要精读。《伤寒杂病论》方证源于神农时代,《神农本草经》标志了经方的起源。

《神农本草经》的主要内容是讲中药的功效与应用,内容丰富。但由于其文辞古奥,很难读懂,特别是现代相当一部分年轻的中医药工作者,即使读完《神农本草经》,也不一定能理解透彻,更不要说融会贯通,学以致用,这就造成了很多学习中医中药人员不理解《神农本草经》,而只是使用一些后世医药学家的相关本草书籍和现代《中药学》教科书。据调查,有相当一部分中医药从业人员没有读过《神农本草经》,正如清代名医张志聪在其《本草崇原》自序中言《神农本草经》:"词古义深,难于窥测,后人纂集药性,不明《本经》,但言某药治某病,某病须某药,不探其原,只言其治,是药用也,非药性也。知其性而用之,则用之有本,神变无方;袭其用而用之,则用之无本,窒碍难通。"

《神农本草经·序录》反复强调辨证用药原则,可见《神农本草经》是一部着眼于临床实践,教导人用药治病的医药图书,不是某些人误解的单纯讲中药的药书。相反,现代很多与中药相关的教科书背离了《神农本草经》的原意。《神农本草经·序录》强调辨证用药原则,经文则主要讲单味药之功效。其核心是讲解每一味药物的形、色、气、味,并对"大病"(常见病)辨证分型,对症用药。这表现在对365种药物的论述之中。

《神农本草经》对每一单味药或单方治病的应用,均是从我们祖先养生保健、防病治病的经验中总结而来,而张机(张仲景)所著《伤寒杂病论》复方证中各药物的解读均源于《神农本草经》的单方药疗理论。现在的教科书对经方的解读,并没有用《神农本草经》的药理去解读,也就是说,我们现代医药人并没有首先继承《伤寒杂病论》和《神农本草经》的根本,有的甚至曲解了经方理意。如桂枝汤、金匮肾气丸等方所用桂枝，不是用肉桂本意去解读，而是用清代才在临床上投入使用的桂枝枝条去解读。如果用《伤寒杂病论》和《神农本草经》互解，必将给现代研究带来较大启发。

正如著名中医学家孙启明教授所说："千百年来，《伤寒论》注家几百家，他们研究《伤寒论》时，只抓住'方和证'的研究，而忽略了'方和药'的研究，尤其是方和药物品种的研究，这是中医传统研究课题中的一大疏漏。"孙老先生又说："从来中医名家，大多数只知道疏方而识药物。伤寒注家们从来也没有注解《伤寒论》大、小柴胡汤中柴胡是什么品种。"这种"方未变而药多变"的特殊发展，造成了古方、经方与用药之间的脱节，造成了医方与用药的矛盾。如《伤寒论》中众多经典名方至今未变，但其临床用药却被"偷换"了药物概念。

《神农本草经》及以后的《本草经集注》《新修本草》《经史证类备急本草》《本草纲目》等多为综合性本草，讲中药的名称（包括别称）、植物形态、产地、生境、加工（修治）炮制、性味、功用、主治病证、附方等。但是距离现代越近的本草文献，其叠加（滚雪球）式发展就越重。同时，背离《神农本草经》之根本就越远。而现代人讨论临床用药时的引经据典，又往往追溯至某篇文献，虽然某药出自《神农本草经》，但并没有道出《神农本草经》之核心意义。

相比其他类型的本草文献，如各种《伤寒论》注解本、《神农本草经》的注解本（如《本草衍义》《本草原始》《本经疏证》等），属于应用类型的本草文献，均是录用《神农本草经》所载药物之名或有关文字而阐发个人的临床用药心得或相互评论，还是未能追根溯源，阐明《神农本草经》的根本含义。对于《神农本草经》所强调的五气五味、用药法度之核心，并没有做到真正的解读。

《神农本草经》所载药物，根据其"序录"的内容玄机：依据药物的形，可推断药物作用；依据药物的味，可辨药物的作用部位；依据药物的色，可辨明药物的作用趋向（即药物的归经）；依据药物的气（药气），就可知道药物的阴阳属性等。笔者认为，《神农本草经》的精髓是讲中药的形、色、气（药气）、味，现代中医药人对此往往容易忽视，而用现代《中药学》教材去解析《神农本草经》，显然欠妥当。

要读经典，就要还原《伤寒杂病论》和《神农本草经》的本来面貌，应注意以下两个要点：一是要以经方来解读《神农本草经》之功效主治；二是要用《神农本草经》之意来推衍经方之用与配伍。唯有如此，方能继承和正确解读经典之奥秘，阐明中医用药之准绳。

笔者参阅清代孙星衍、孙冯翼辑《神农本草经》（人民卫生出版社，1963），清代黄奭辑《神农本草经》（中医古籍出版社，1982），曹元宇辑注《本草经》（上海科学技术出版社，1987），尚志钧等整理《神农本草经》（华夏出版社，1994），梁朝陶弘景《本草经集注》（人民卫生出版社，1994）等文献，对《神农本草经·序录》和其中所收载常用中药的品种及临床性能、功效等进行学习和研究，计划将《神农本草经》所载药物详细解读，分集出版，供中药临床药学人员学习参考。

为进一步提高本书质量，以供再版时修改，敬请读者、专家提出宝贵意见，深表感谢。

全国名老中医药专家传承工作室　祝之友
乙未年初冬于洪雅县中医医院

凡 例

古人云："读仲圣书而不先辨本草，犹航断港绝潢而望至于海也。夫辨本草者，医学之始基。"（清代周岩《本草思辨录》自序）又云："人知辨证之难，甚于辨药；孰知方之不效，由于不识证者半，由于不识药者亦半。证识矣而药不当，非特不效，抑且贻害。"

中医学的两大重要支柱——医和药。医则其道，药则其术。医之本在《黄帝内经》，药之本在《神农本草经》。

清代名医邹澍在其《本经疏证》"序"中云："医道之见于载籍者，《灵枢》《素问》《难经》而上，《神农本草经》为最古。诸经所论在审病，《本经》所论在主治，道实相为表里。"

值得深思的问题是，《神农本草经》对药物的认识与当今药物作用的联系很容易被人们忽略，即便有时产生一些联系，也往往只是只言片语的引用而已。现代人只注重当代，忽略与药物发展历史的联系。这种认识是片面的，它会直接影响对某些药物功能全面和正确地理解。现今，要注重对《神农本草经》的重新认识和解读。如《神农本草经》所载半夏"主咽喉肿痛"，厚朴"主气血痹"，桔梗"主胸胁痛如刀刺"，甘草"主金疮肿"，当归"主咳逆上气"，麻黄"破癥坚积聚"，芍药"主利小便"，苦参主治"妊娠小便难，饮食如故""逐水""主溺有余沥"等，都能在经方（如半夏厚朴汤、桔梗汤、真武汤、当归贝母苦参丸等）中得到验证。

为了促进临床中药学人才基础知识的学习和基本技能的提高，增加对《神农本草经》药物的全面了解，笔者将多年教学讲稿和学习心得整理成册，供同道学习参考，亦可供临床医师参考。

药物名称：以《神农本草经》所载名称为准。

本经要义：以《本经》（孙本）原文为准，参考其他版本解读。

因目前临床中药从业人员中医临床知识欠缺，为帮助临床中药学人员掌握更多的中医临床知识，在解读经文时尽量做到详解本意，并尽量标明出处及原文，以利于后学者参阅，发挥引路作用。为了便于加深对经典的学习，对有些字、词做了必要的解读。

处方用名：以《中华人民共和国药典》收载名称为准。

性味归经、功能主治：以《中华人民共和国药典》为准，作为对《本经》的对照学习。

鉴别要点：主要考虑到临床中药从业人员接触的多为中药饮片，很少接触原生药材，故学习和掌握中药材鉴别要点，有利于更准确地鉴别中药饮片质量。

中药饮片鉴别是临床中药从业人员的重点学习内容，只有保证了中药饮片质量，才能确保中医临床疗效，有利于中医中药的发展。

拓展阅读：中医药文化的精髓要好好学习和掌握，尽管科技发展到今天，有先进的仪器设备，但仍无法代替传统的经验鉴别方法。传统经验鉴别是基层临床中药师最实用、最简捷的鉴别方法，应努力学习和掌握。

注意事项：此为临床中药从业人员尤其是临床中药师必须要掌握的内容，亦是中医中药的核心要点，对提高临床疗效非常重要。

医籍论选：精选清代名家张志聪（张隐庵）、叶桂（叶天士）、陈念祖（陈修园）、黄玉璐（黄元御）、徐大椿（徐灵胎）等对《本经》的解读，相互参阅，以加深对经文的理解，即对中医中药有真正意义的中药药理学的学习和解读。

需要说明的是，本书所参考书籍，因在全书多次出现，又广为人知，故不在页脚逐条列出，而以书名（如《黄帝内经》《医学衷中参西录》等）或作者名（如张锡纯、陶弘景等）代替。主要参考书目如下：

黄帝内经素问[M].北京：人民卫生出版社，1963.

巢元方.诸病源候论[M].北京：人民卫生出版社，1955.

张锡纯.医学衷中参西录[M].2版.石家庄：河北人民出版社，1974.

陶弘景.本草经集注[M].尚志钧，尚元盛，辑校.北京：人民卫生出版社，1994.

周仲瑛.中医内科学[M]. 北京：人民卫生出版社，1988.

秦越人.难经[M].北京：人民卫生出版社，2004.

张机.金匮要略方论[M].北京：人民卫生出版社，1963.

孙思邈.备急千金要方[M].北京:人民卫生出版社,1982.

张介宾.景岳全书[M].上海:上海科学技术出版社,1995.

陶弘景.名医别录[M].尚志钧,辑校.北京:人民卫生出版社,1986.

寇宗奭.本草衍义[M].北京:商务印书馆,1957.

佚名.日华子本草[M].合肥:安徽科学技术出版社,2005.

李时珍.本草纲目[M].北京:人民卫生出版社,1957.

徐大椿.徐大椿医书全集[M].北京:人民卫生出版社,1988.

卢之颐.本草乘雅半偈[M].冷方南,王齐南,校点.北京:人民卫生出版社,1986.

中华人民共和国卫生部药政管理局,中国药品生物制品检定所.中药材手册[S]. 北京:人民卫生出版社,1990.

王洪图.难经白话解[M].北京:人民卫生出版社,2004.

王洪图.黄帝内经灵枢白话解[M].北京:人民卫生出版社,2004.

李培生.伤寒论讲义[M].上海:上海科学技术出版社,1985.

导读

《神农本草经》建立了中药药性理论体系，建立了中药从产地、采收到加工炮制的临床用药原则，且确保用药安全、有效。《本经》以《黄帝内经》为理论指导，治病求本，告诫中医药人：药物的有效性和安全性是核心问题。《序录》内容丰富，独创中药三品分类法，尤其是对中药五气、五味的建立和阐述。

★《神农本草经》三品分类法

《本经》三品分类法，是将药物分为上、中、下三类，并明确指出：上药一百二十种为君，主养命以应天；中药一百二十种为臣，主养性以应人；下药一百二十五种为佐使，主治病以应地。

君、臣、佐、使本指国家官系等级层次，只有各个层次发挥各自作用，才能构成完整的社会，如同《素问·灵兰秘典论》中，十二脏腑之功能、地位及相互关联，不单是一个生理学、生命学和生物学的问题，它透过生理现象映射出一定的社会问题，而通过社会问题的研究反过来促进生理问题的认识，向我们展示了社会医学模式。

《素问·宝命全形论》云："天覆地载，万物悉备，莫贵于人，人以天地之气生，四时之法成……人生于地，悬命于天，天地合气，命之曰人。人能应四时者，天地为之父母（天地就是养育人类的父母）……"天、地、人三者和谐相处，演化出自然界和人类社会。《本经·序录》将中药三品匹配成君、臣、佐使的不同地位，与天、地、人进行相应的联系，是用中国古代哲学类比思想和整体观进行推论。《本经》中药物的分类方法与国家官系匹配，自然是上品药为君，中品药为臣，下品药为佐使。三品药与天、地、人相对应的根本原因，实际上遵从了陶弘景在《本草经集注》中的阐释：上品药养命，而天道仁育，故云应天；中品药养性，而人怀性情，故云应人；下品药主治病，而地体收杀，故云应地。现代临床中药学研究认为，君药的作用是针对病因的主证，又称之为主药；臣药的作用是辅助君药针对病因和主证，又称之为辅药；佐药的作用是治疗兼证，抑制主、辅药的不良反应，协助主、辅药发挥治疗作用；使药可引经、调和、矫味，发挥次要作用。诸药合用，共达安全、有效的最佳结果。

值得注意的是，君、臣、佐、使药并非一成不变，在某种情况下是可以互相转换的，所以古之中药上、中、下三品，不是上、中、下三等。先辈早有告诫：药无贵贱，能愈疾者皆为良药也。

★《神农本草经》临床药学八原则

1. 阴干暴干，采治时月，土地所出，真伪新陈，并各有法度的采收加工原则。

2. 有毒宜制的炮制原则。

3. 治热以寒药、治寒以热药的原则。

4. 药物的七情合和，当用相须、相使者良，勿用相恶、相反的配伍原则。

5. 君、臣、佐、使的组方原则。

6. 药有宜丸者、宜散者、宜水煮者、宜酒渍者、宜膏煎者等，并随药性，不得违越的剂型选择原则。

7. 用药剂量，先起用量如高粱子，从小剂量开始，逐渐增加剂量的毒性药物之用量原则。

8. 根据病情确定服药时间原则。

★《神农本草经》首次列出中医疾病谱

“序录”中列出了约40种主要疾病，反映了东汉时期的中医临床医学水平，且准确总结出各种病证，并给予针对性的治疗方案。

★ 总结出中药临床药学的基本内容体系

中药药性理论：药物性味、有毒无毒、功能主治、加工炮制、制剂等。

中药生产知识：产地（道地药材）、采收、加工、炮制、制剂等。

临床用药原则：治则、配伍、组方、剂型选择等，以及毒性药物的用量和使用原则、服药时间。

中药临床药学的核心问题：确保用药安全有效。

学习《神农本草经》注意三种情况

第一，《本经》部分药物名称、品种和入药部位已发生了历史性变迁，如桂枝、枳实、威灵仙、人参等。

第二，《本经》部分药物名称、品种和入药部位、临床性效未发生任何变迁，一直沿用至今，如当归、黄芪、柴胡等。但有些药物的特殊临床作用被当前中医药人所遗忘，如当归、玄参、地黄、柴胡等。

第三，《本经》部分药物的名称未发生变化，一直沿用至今，但其品种、入药部位、临床性效已发生变异，如续断、芍药、阿胶、陈皮、黄芪、黄精、玉竹等。

对上述三种情况，我们的临床医生，特别是高年资临床医生要重视，要精读《本经》，因为《本经》标志了经方的起源，《伤寒杂病论》方证源于《本经》。

目　录

※【经文】

上藥一百二十種，為君。主養命以應天，無毒。多服、久服不傷人。欲輕身益氣，不老延年者，本上經。

中藥一百二十種，為臣。主養性以應人，無毒、有毒。斟酌其宜。欲遏病補虛羸者，本中經。

下藥一百二十五種，為佐、使。主治病以應地。多毒，不可久服。欲除寒熱邪氣，破積聚，愈疾者，本下經。

藥有君臣佐使，以相宣攝合和。宜用一君、二臣、三佐、五使，又可一君、三臣、九佐使也。

【经文】

上药一百二十种，为君。主养命以应天，无毒。多服、久服不伤人。欲轻身益气，不老延年者，本上经。

中药一百二十种，为臣。主养性以应人，无毒、有毒。斟酌其宜。欲遏病补虚羸者，本中经。

下药一百二十五种，为佐、使。主治病以应地。多毒，不可久服。欲除寒热邪气，破积聚，愈疾者，本下经。

药有君臣佐使，以相宣摄合和。宜用一君、二臣、三佐、五使，又可一君、三臣、九佐使也。

本经要义

上品药共120种，为君药。用于保养生命以与天相应。这类药没有毒性，多服、久服都不会伤害身体。如果想要身体健康，强健有力，长生不老，延年益寿，就选用《神农本草经》上品药物。

中品药共120种，为臣药。用于保养情志以与人相应。这类药物有的无毒，有的有毒，临床中应仔细斟酌选用。如果想遏制疾病的发展，补虚扶弱，就选用《神农本草经》中品药物。

下品药共125种，为佐使药。用于治疗疾病以与地相应。这类药多具有毒性，不可多服、久服。如果想祛除寒热病邪，消除癥瘕积聚，治愈疾病，可选用《神农本草经》下品药物。

中药治病，有君、臣、佐、使的组方原则，汤方中药物之间相互补充制约，能够降低不良反应，增加疗效。组方配伍时，宜用一味君药、二味臣药、三味佐药、五味使药，又可以用一味君药、三味臣药、九味佐使药等配合使用。

【按】

1. 陶弘景云："下品药性，专主攻击，毒烈之气，倾损中和，不可常服，疾愈即止。"

2.《难经》载："痛有定位为积，无定位为聚。"《金匮要略》有"五脏风寒积聚病脉证并治"。

3.《素问·至真要大论》载："主病之谓君，佐君之谓臣，应臣之谓使，非上中下三品之谓也。"

※【经文】

藥有陰陽配合，子母兄弟，根莖花實，草石骨肉。有單行者，有相須者，有相使者，有相畏者，有相惡者，有相反者，有相殺者。凡此七情，合和视之。當用相須相使者良。勿用相惡、相反者，若有毒宜制，可用相畏相殺者。不爾，勿合用也。

藥有酸、鹹、甘、苦、辛五味，又有寒、熱、溫、涼四氣，及有毒、無毒，陰乾暴乾，采造時月，生熟土地，所出真偽陳新，並各有法。

藥性有宜丸者，宜散者，宜水煎者，宜酒漬者，宜膏煎者。亦有一物兼宜者，亦有不可入湯酒者，並隨藥性，不得違越。

【经文】

药有阴阳配合，子母兄弟，根茎花实，草石骨肉。有单行者，有相须者，有相使者，有相畏者，有相恶者，有相反者，有相杀者。凡此七情，合和视之。当用相须相使者良。勿用相恶、相反者，若有毒宜制，可用相畏相杀者。不尔，勿合用也。

药有酸、咸、甘、苦、辛五味，又有寒、热、温、凉四气，及有毒、无毒，阴干暴干，采造时月，生熟土地，所出真伪陈新，并各有法。

药性有宜丸者，宜散者，宜水煎者，宜酒渍者，宜膏煎者。亦有一物兼宜者，亦有不可入汤酒者，并随药性，不得违越。

本经要义

药物有阴阳属性的不同特性（药物之升散为阳，涌泄为阴；辛甘热者为阳，苦酸咸者为阴；味厚者为阳，味薄者为阴；行气分者为阳，行血分者为阴等），有相同基原不同入药部位，如同母子骨肉关系；有相近基原不同品种的药物，如同兄弟、同胞兄弟；有根、茎、叶、花、果实、全草、矿石、动物骨骼、动物全体等不同来源和入药部位。用这些药物治病，有用单味药，也有用两味合用的相须、相使、相畏、相恶、相反、相杀的不同配伍方法。这七种配伍方法，称之为中药七情，临床配伍应用时要正确选择。相须、相使配伍方法最好，不要选用相恶、相反的配伍方法。如果使用的药物有毒，要进行加工炮制，还可用相畏、相杀的配伍方法来消除或降低其毒性。不然，就不要配合使用，防止出差错、事故。

中药有酸、咸、甘、苦、辛五味，又有寒、热、温、凉四性，以及有毒、无毒之别；有阴干、晒干之分，采集加工有不同季节和时间。有不同的产地，还有真伪鉴别，新采收药和陈旧药的不同，生品和炮制品的不同。全部药物有各自的本来属性和采集加工炮制方法与质量要求。

药物的使用有多种剂型。有的适宜制成丸剂，有的适宜制成散剂，有的适宜用水煎制成汤剂，有的适宜用酒渍制成酒剂，有的适宜煎煮浓缩制成滋膏剂。也有一种药物根据临床需要可制成多种剂型。有的药物不适宜制成汤剂或酒剂。要根据药物的各自性质特点来选择剂型，不得违背这一用药原则。

【按】

1. 中药七情，只是在《神农本草经》"序录"中有言，在正文中未提及。

2.《神农本草经》所述药物有寒、热、温、凉、平五性，寒、热、温、凉四气为《神农本草经》成书时代之后人所加。

3. 陶弘景在其《本草经集注》中云："病有宜服丸者，宜服散者，宜服汤者，宜服酒者，宜服膏煎者，亦兼参用，察病之源，以为其制耳。"中药汤剂效速，散剂、丸剂效缓，故张仲景《伤寒论》同一处方，按病情和药性做汤剂或丸剂，理法严整。此正是"察病之源，以为其制耳"之体现。

※【经文】

欲療病，先察其源，先候病機，五臟未虛，六腑未竭，血脈未亂，精神未散，服藥必活。若病已成，可得半愈。病勢已過，命將難全。

若用毒藥療病，先好如黍粟，病去即止。不去，倍之；不去，十之；取去為度。

療寒以熱藥，療熱以寒藥。飲食不消以吐下藥，鬼注蠱毒，以毒藥；癰腫創瘤，以創藥。風濕，以風濕藥，各隨其所宜。

【经文】

欲疗病，先察其源，先候病机，五脏未虚，六腑未竭，血脉未乱，精神未散，服药必活。若病已成，可得半愈。病势已过，命将难全。

若用毒药疗病，先好如黍粟，病去即止。不去，倍之；不去，十之；取去为度。

疗寒以热药，疗热以寒药。饮食不消以吐下药，鬼注蛊毒，以毒药；痈肿创瘤，以创药。风湿，以风湿药，各随其所宜。

本经要义

要想治病，应先查清疾病的原因，把握疾病的发病机制和变化规律。只要五脏功能未虚，六腑功能未衰竭，血脉流通正常，没有出现紊乱，精气神正常，均未受影响，服用适宜的药物必然有效。如果疾病已经形成，服用适宜的药物，疾病也可好一半。如果疾病已经很严重了，治疗起来就很困难，生命就难以挽救。

如果用有毒药治病，最初剂量宜小，如籼米大小剂量，病情好了，就要即时停药，不必尽剂。若病没有好转，可增加一倍剂量；若病还不见好转，可再增大剂量，直到病愈为止。

治疗寒性病变使用温热性质的药物；治疗热性病变选用寒凉性质的药物。治疗痰饮食积的疾病选用涌吐或泻下的药物；治疗肺痨和寄生虫病变就选用具有一定毒性的《神农本草经》下药；治疗痈肿疮毒、肿块方面的疾病就选用治疗痈肿疮毒的药物；治疗风寒湿痹疾病，就选用祛风除湿药。根据各种疾病不同的病因和临床症状选择有针对性的药物和治疗方法。

【按】

1.《素问·脉要精微论》载："夫脉者，血之府也，长则气治，短则气病，数则烦心，大则病进，上盛则气高，下盛则气胀，代则气衰，细则气少，涩则心痛，浑浑革至如涌泉，病进而色弊，绵绵其去如弦绝，死。"曹元宇云："五脏藏精气，六腑受水谷，精气未虚，水谷未竭，尚有可为，既虚而竭，则无能为力矣。"

2. 第二段经文言药物剂量关系，恐过剂伤人，即使不是毒药，亦应该病却即止，不必尽剂。仲景汤方用，每每如此。

3. 黍粟，并非黍和粟，乃籼米，即高粱子。

4. 关于药物用量之大小。陶弘景在《本草经集注》中云:“一物一毒,服一丸如细麻(胡麻);二物一毒,服二丸如大麻;三物一毒,服三丸如小豆;四物一毒,服四丸如大豆;五物一毒,服五丸如兔矢;六物一毒,服六丸如梧子。从此至十,皆如梧子,以数为丸。”

5.《素问》有载“治寒以热,治热以寒”“其高者因而越之”(吐法)“其下者引而竭之”(攻下法)。

6.“创”同“疮”。“创”为“疮”之古字。古称疮者,为痈肿、疱、瘤等多种疾病。

7. 风与湿,俱为六淫所致。《素问》云:“风者百病之长也。”风与湿,常成痹证。

※【经文】

病在胸膈以上者，先食後服藥；病在心腹以下者，先服藥而後食；病在四肢血脈者，宜空腹而在旦；病在骨髓者，宜飽滿而在夜。

夫大病之主，有中風傷寒，寒熱溫瘧，中惡霍亂，大腹水腫，腸澼下利，大小便不通，賁肫，上氣，咳逆，嘔吐，黃疸，消渴，留飲，癖食，堅積，癥瘕，驚邪，癲癇，鬼注，喉痹，齒痛，耳聾，目盲，金創，踒折，癰腫，惡創，痔瘺，癭瘤。男子五勞七傷，虛乏羸瘦，女子帶下崩中，血閉陰蝕，蟲蛇蠱毒所傷。此大略宗兆。其間變動枝葉，各宜依端緒以取之。

【经文】

病在胸膈以上者，先食后服药；病在心腹以下者，先服药而后食；病在四肢血脉者，宜空腹而在旦；病在骨髓者，宜饱满而在夜。

夫大病之主，有中风伤寒，寒热温疟，中恶霍乱，大腹水肿，肠澼下利，大小便不通，贲肫，上气，咳逆，呕吐，黄疸，消渴，留饮，澼食，坚积，癥瘕，惊邪，癫痫，鬼注，喉痹，齿痛，耳聋，目盲，金创，踒折，痈肿，恶创，痔瘘，瘿瘤。男子五劳七伤，虚乏羸瘦，女子带下崩中，血闭阴蚀，虫蛇蛊毒所伤。此大略宗兆。其间变动枝叶，各宜依端绪以取之。

本经要义

病位在胸膈以上者，宜饭后服药，病位在心腹以下者，宜饭前服药；病位在四肢血脉者，宜早晨空腹时服药；病位在体内深达骨髓时，宜晚上加食后服药。

《神农本草经》所言服药方法，后世已有改变。现代服药方法更为科学："食前服"，在食前先服药；"食后服"，食后再服药；"以食物压下"，即服药后，再进食；"食远服"，两餐之间服药，即空腹时服药。另外，还有多次分服、频服、含化服等。

常见的主要疾病有伤风、伤寒、寒热、疟疾（温疟）、中恶、霍乱、大腹膨胀、腹泻、痢疾、便秘、尿闭、奔豚、咳嗽、气喘、呕吐、黄疸、消渴、悬饮、食积、厌食、气滞、气郁、惊风、癫痫、肺痨、喉痹、牙痛、耳聋、视物昏花、青盲、外伤、骨折、跌打损伤、痈肿疮毒、痔瘘、瘿瘤；男子五劳七伤、虚弱消瘦；女子带下、崩漏、经闭、阴蚀阴痒；虫蛇咬伤、虫积臌胀。主要疾病大概就是这些。总之，疾病的变化和一些次要病证，都要根据病因，采用针对性的方法和药物治疗。

【按】

1. "大病之主"，作"主要之病"解。

2. "中风"作"伤风"解，不作"脑卒中"解。

3. 中恶，古病名。其主要证候：猝然发病，寒热，心腹痛，全身痛，吐血下血，气息不通，大小便闭，角弓反张等。

4. 霍乱为暴吐暴利之病。古代所谓："清气与浊气相干，乱于肠胃，则为霍乱。"或云："阳气欲升，阴气欲降，阴阳乖隔，变为吐利。"此即现代之因肠胃炎等病而导致的又吐又泻，亦为霍乱。

5. 肠澼，即肠道或内痔出血由肛门而泻下；下利，有水谷痢、血痢、赤痢、白痢、休息痢、噤口痢等。

6. 贲肫，即奔豚。

7. 上气，“为邪搏于气，气壅不得宣发，是为有余，故咳嗽而上气”。

8. 留饮澼食，食物不消，积于肠胃之病。留饮，为痰饮之积聚；澼食，即食物不化。

9. 癥瘕与积聚同义。癥者真也，相当于积；瘕者假也，相当于聚。

10. 五劳（痨），即五脏之劳，指即心劳、肺劳、脾劳、肾劳、肝劳。《素问·宣明五气》：“久视伤血（心），久卧伤气（肺），久坐伤肉（脾），久立伤骨（肾），久行伤筋（肝），是谓五劳所伤。”

11. 七伤：为肝伤、心伤、脾伤、肺伤、肾伤、骨伤、脉伤，表里受病。《外台秘要》载：“七伤之病为阴汗、阴衰、精清、精少、阴下湿痒、小便数少、阴痿。”

白堊，味苦溫。主女子寒熱癥瘕，月閉，積聚。生山谷。

白垩

【处方用名】白石脂——以高岭石为主的多矿物集合体。类似白石脂，主含 $CaCO_3$。

【经文】白垩，味苦温。主女子寒热癥瘕，月闭积聚。生山谷。

本经要义

白垩："垩"，音恶。白土；用白土粉刷。《说文解字》载："垩，白涂也。"一是指用白色涂料粉刷墙壁。《尔雅·释宫》载："墙谓之垩。"郭璞注："白饰墙也。"郝懿行义疏："按，饰墙古用白土，或用白灰，宗庙用蜃灰。"《韩非子·说林》载："宫有垩，器有涤，则洁矣。"二是指白色的土。唐代玄应《一切经音义》卷十一引《仓颉篇》所载："垩，白土也。"清代段玉裁《说文解字注·土部》载："涂白为垩，因谓白土为垩。"《庄子·徐无鬼》载："匠石运斤成风，听而断之，尽垩而鼻不伤。"成玄英疏："垩者，白善土也。"《天工开物·陶埏·白瓷》载："凡白土曰垩土，为陶家精美器用。"郭沫若《漂流三部曲·歧路》载："但他所看的不是马路上的繁华，也不是一些砖红垩白的大厦。"三是，又泛指可用来涂墙的各色土。《山海经·中山经》载："又东三十五里，曰葱聋之山，其中多大谷，是多白垩，黑、青、黄垩。"郭璞注："言有杂色垩也。"

白垩，别称白垩土，白土粉，白善土，白墡泥（四

川)。土以黄为正色,则白者为垩色,故垩。后人讳呼白善。白土处处有之,用烧白瓷器坯者。(《中国矿物药》)

白垩本草溯源

《吴普本草》:白垩。一名白墡。

《名医别录》:白垩,味辛,无毒。止泄痢,不可久服,伤五脏,令人羸瘦。一名白善。生邯郸,采无时。

《本草经集注》:白垩,味苦、辛,温,无毒……此即今画用者,甚多而贱,俗方亦希,《仙经》不须也。

《图经本草》在"代赭石"条中云:"大次之山,其阳多垩。又《北山经》①:天池之山,其中多黄垩。又《中山经》②:葱聋之山,其中有大谷,多白、黑、青、黄垩。注云:言有杂色之垩也。然则赭以西土者为贵,晋有五色,入药惟白者耳。"

《本草纲目》:土以黄为正色,则白者为恶色,故名垩。后人讳之,呼为白善。

综上所述:《神农本草经》所载之白垩,为沉积岩类岩石白垩的块状物或粉末,主要成分为碳酸钙($CaCO_3$)。白垩俗呼高岭土,夹杂物有少量的硅酸铝、硅酸镁、磷酸钙、氧化铁等,为制造瓷器的重要原料。

寒热:一是指寒证和热证的合称。《灵枢·禁服》:"必审按其本末,察其寒热,以验其脏腑之病。"

二是指邪气之寒热性质。常与"邪气"联系。如《灵枢·寒热》:"黄帝问于岐伯曰:寒热瘰疬在于颈腋者,皆何气使生?岐伯曰:此皆鼠瘘寒热之毒气也,留于脉而不去者也。""毒气"即"邪气"。

三是指寒热相兼的病证。《素问·皮部论》:"阳明之阳……其色多青则痛,多黑则痹,黄赤则热,多白则寒,五色皆见,则寒热也……"

四是指疾病的症状,即病后发冷发热之症状表现。《素问·风论》:"风

① 《北山经》:指《山海经·北山经》。

② 《中山经》:指《山海经·中山经》。

气藏于皮肤之间,内不得通,外不得泄,风者善行而数变,腠理开则洒然寒,闭则热而闷,其寒也则衰食饮,其热也则消肌肉,故使人怢栗而不能食,名曰寒热。"《诸病源候论·冷热病诸候·寒热候》:"因于露风,乃生寒热。凡小骨弱肉者,善病寒热。骨寒热,病无所安。"

祝按:寒热,为中医八纲辨证中鉴别疾病属性的两个纲领。"阳胜则热,阴胜则寒"。寒热是阴阳偏胜偏衰的具体表现。辨别疾病的属寒属热,对确定治疗原则有着重要意义。中医治法之"寒者热之""热者寒之",是立法处方遣药的重要依据。

癥瘕:指腹腔内痞块。以隐见于腹内,坚硬不移,痛有定处为"癥";聚散无常,推之游移不定,痛无定处为"瘕"。《诸病源候论·癥瘕病诸侯·癥瘕候》:"癥瘕者,皆由寒温不调,饮食不化,与藏气相搏结所生也。其病不动者,直名为癥。若病虽有结瘕而可推移者,名为瘕。瘕者,假也,谓虚假可动也。"《金匮要略·疟病脉证并治》:"病疟,以月一日发,当以十五日愈;设不差,当月尽解;如其不差,当云何?师曰:此结为癥瘕……"

月闭:即"经闭""闭经"。

积聚:中医病证名,指腹内结块,或胀或痛的病证。《灵枢·五变论》载:"黄帝问于少俞曰:余闻百疾之始期也,必生于风雨寒暑,循毫毛而入腠理,或复还,或留止,或为风肿汗出,或为消瘅,或为寒热,或为留痹,或为积聚。"一般以积块明显,痛胀较甚,固定不移的为积;积块隐现,攻窜作胀,痛无定处的为聚。其性质与癥瘕、痃癖相类似。《难经》载:"故积者,五脏所生,聚者,六腑所成也。积者阴气也,其始发有常处,其痛不离其部,上下有所终始,左右有所穷处;聚者,阳气也,其始发无根本,上下无所留止,其痛无常处。"

"积聚"多由七情郁结,气滞血瘀,或饮食内伤,痰滞交阻,或寒热失调,正虚郁结而成。

药物解读

《中药大辞典》收载:白垩,为黏土岩高岭土或膨润土,前者主含硅酸盐类高岭石族矿物高岭石,后者主含蒙脱石族矿物蒙脱石。

【性味归经】性温,味苦、甘。归脾、肺、胃经。

【功能主治】温中暖肾,涩肠止泻,止血,敛疮。主治反胃,泻痢,男子遗精，女子月经不调、不孕，吐血，便血，衄血，目眩赤烂，臁疮，痱子瘙痒等。

【药材(饮片)鉴别要点】

高岭土：呈不规则碎粒。粉白色至灰白色，间有黄斑，表面细腻，有滑腻感。具吸湿性，舔之粘舌。体轻，质较软，用指甲可刻划成痕。可塑性低，吸水性强，黏结性小。微带土腥气，味淡。

膨润土：呈白色、粉红色、浅灰色。全体呈蜡状光泽。吸水后体积膨胀。具高塑性和良好的黏结性。

白棘

白棘，味辛寒。主心腹痛，癰腫潰膿，止痛。一名刺鍼。生川谷。

【处方用名】酸枣刺——鼠李科 Rhamnaceae.

【经文】白棘，味辛寒。主心腹痛，痈肿溃脓，止痛。一名刺针。生川谷。

本经要义

白棘：“白”，通伯。《说文解字》载：“白，西方色也。阴用事，物色白，从入合二，二，阴数。皁，古文白。”商承祚《说文中之古文考》载：“甲骨文、金文、钵文……从日锐顶，象日始出地面，光闪耀如尖锐，天色已白，故曰白也。”又，郭沫若《金方丛考》载：“此实拇指之象形……拇为将指，在手足俱居首位，故“白”引申为“伯仲”之“伯”，又引申“王伯”之“伯”，其用为白色字者乃假借也。”白，像霜雪一样的颜色。毛泽东《减字木兰花·广昌路上》言：“漫天皆白，雪里行军情更迫。”

“棘”，音急。《说文解字》载：“小枣丛生者。从并朿。”段玉裁注：“棘庳于枣，而朿尤多，故从并朿会意。”“棘”在古代特指酸枣。《急救篇》第三章载：“棘，酸枣之树也。”《诗经·魏风·园有桃》载：“园有棘，其实之食。”“棘”，由两个“朿”字组成。“朿”为“刺”的古字。《说文解字》载：“朿，木芒也。象形，读若刺。”徐锴《说文解字系传》载：“朿，从木形，左右象刺生之形也。”酸枣于分枝基部处具刺一对，故其名义以“朿”为训。故《神农本草经》有“棘针”之名。王筠《说文解字句读》云：“棘卑且丛生，故并之。”酸枣植株低矮且丛生，故二“朿”并立而为“棘”字，会意字。《尔雅 · 释木》作“樲”。“贰”，此一等之谓也。《玉篇 · 贝部》载：“贰，副也。”本品形小，次于大枣，故曰“贰”，从木而为“樲”。形似枣而味酸，故呼酸枣。《资治通鉴》载：“墙垣悉布枳棘。”胡三省注：“棘，似枣而多刺。”古代泛指有芒刺的草木为棘。

在《神农本草经》中，众多药物有“棘”字，对正确解读古代药物基原有重要意义。白棘，即酸枣的刺。

白棘本草溯源

《名医别录》：白棘，无毒。主决刺结，治丈夫虚损，阴痿，精自出，补肾气，益精髓。一名棘刺。生雍州。

《本草经集注》：白棘，味辛，寒，无毒……李云此是酸枣树针，今人用天门冬苗代之，非真也。

《图经本草》：白棘，棘针也，生雍州，棘刺花生道旁……棘小枣也。丛高三、四尺，花、叶、茎、实都似枣，而有赤、白二种。苏恭云：白棘，茎白如粉子，叶与赤棘同，赤棘中时复有之，亦为难得耳。然有钩、直二种。直者宜入补药，钩者入痈肿药。针采无时……又枣针疗喉痹不通药中亦用。

按：苏颂明确指出了大枣刺与酸枣刺的区别要点和在临床上应用上的差异。

《本草纲目》：白棘，独生而高者为枣，列生而低者为棘。故重朿为枣，平朿为棘，二物观名即可辨矣。朿即刺字。

综上所述：本草文献所言白棘，为鼠李科植物酸枣（*Ziziphus jujuba* Mill.）的刺。其种子为现今临床所用之“酸枣仁”；其果实为古代文献所用之“酸枣”。

心腹痛：“心腹”指胸腹。心腹痛，即胸腹痛。

痈肿：凡肿疡表现为红肿高起，焮热疼痛，周围界限清楚。在未成脓之前无疮头而易消散，已成脓易溃破，溃后脓液稠黏，疮口易敛的，都称为“痈”，属阳证。“痈”，即气血受毒邪所困而壅塞不通之意。“肿”，即“痈肿”。《说文解字 · 肉部》载：“肿，痈也。”也指“痈”。“痈”与“肿”，往往联称，其性质相同。痈肿，多由外感六淫，过食膏粱厚味，外伤感染等，致营卫不和，邪热壅聚，气血凝滞而成。因发病部位不同，痈分为内痈、外痈两大类，其临床症状均有肿胀、焮热、疼痛及成脓等，属现代急性化脓性疾病。治宜用清热解毒、消肿、行气活血之药。常用方剂如仙方活命饮、透脓散等。

溃脓：溃，音会，(疮)溃烂。"溃脓"，为疮痈溃烂化脓。

止痛：意为白棘可治疗因痈肿溃脓所致之疼痛。

棘针：棘刺，酸枣刺。

药物解读

《中药大辞典》收载：棘针，为鼠李科植物酸枣(*Ziziphus jujuba* Mill.)的棘刺。

【性味】性寒，味辛。无毒。

【功能主治】消肿，散脓，止痛。治疗痈肿有脓，心腹痛，尿血，喉痹等。

【用法用量】内服，3~6g，或入丸散。外用煎汁涂患处或研末饲鼻。

注：现代中医极少使用本品，民间中医尚用。

医籍论选

白棘。一名棘针，一名棘刺。按《经》如此甚明，诸家之意强生疑惑，今掠不取，求其《经》而可矣。其白棘，乃是取其肥盛紫色，枝上有皱薄白膜先剥起者，故曰白棘。取白之意，不过如此。

——宋·寇宗奭《本草衍义》

白马茎

白馬莖，味咸平。主傷中脈絕，陰不起，強志，益氣，長肌肉，
肥健，生子。
眼，主驚癇，腹滿，瘧疾，當殺用之。
懸蹄，主驚邪，瘈瘲，乳難，辟惡氣，鬼毒，蠱注。不祥。生
平澤。

【处方用名】白马茎——马科 Equidae.

【经文】白马茎，味咸平。主伤中脉绝，阴不起，强志，益气，长肌肉，肥健，生子。

眼，主惊痫，腹满，疟疾，当杀用之。

悬蹄，主惊邪，瘈疭，乳难，辟恶气，鬼毒，蛊注，不祥。生平泽。

本经要义

白马茎：为马科动物马 *Equus caballus* (L.)的雄性生殖器。首载于《神农本草经》，列为中品。文献记载以白马者为良。现已罕用，一般作了解即可。

白马茎本草溯源

《名医别录》：白马茎，味甘，无毒。主治小儿惊痫。阴干百日。

《本草经集注》：白马茎，味咸、甘、平，无毒……东行白马蹄下土，作方术用，知女人外情。马色类甚多，以纯白者为良。其口、眼、蹄皆白，世中时有两三尔，小小用不必尔。

按:陶弘景云,世上纯白马甚少,且极少用,故不必求口、眼、蹄皆白之纯白马。言极当。此药现已罕用。

苏颂在**《图经本草》**"羚羊角"条云:"又下条有白马阴茎……《本经》并有主治,惟白马茎……今医方多用马通,即马屎也。"

李时珍在**《本草纲目》**"释名"项云:"按许慎:马,武也。其字象头、髦①、尾、足之形。牡马曰骘②,曰儿;牝马曰騇③,曰騍④,曰草。去势曰骟⑤。一岁曰馵⑥,二岁曰驹,三岁曰駣⑦,八岁曰馬八⑧。名色甚多。"李时珍在"集解"项云:"白马阴茎"引陈藏器语:"凡收,当取银色无病白马,春月游牝时,力势正强者,生取阴干,百日用。"

《神农本草经》所载"白马茎"所主各种病症,与鹿、狗等动物阴茎效用略同。现极少用。

药物解读

《中药大辞典》收载:马阴茎,为马科动物马 *Equus caballus*(L.)的雄性外生殖器。

【性味归经】性温,味甘咸。

【功能主治】补肾益精。治疗阳痿精衰,虚弱羸瘦。

本品为极少用中药。学习《神农本草经》了解即可。

医籍论选

马阴茎,察其功用,气平应作温,非甘温则不主伤中脉绝,以甘能补

---

① 髦:音毛,从毛。本意:毛发中的长毫。

② 骘:音质。指公马。

③ 騇:音射。指母马。

④ 騍:音客。一指母骡;一指牝马。

⑤ 骟:音善。马割去睾丸。

⑥ 馵:音弦。指一岁的马。)

⑦ 駣:音桃。指三岁、四岁的马。

⑧ 馬八:音八。指八岁的马。

血脉，温能通经络故耳。阳衰则阴不起，而生长之道绝，咸温走下焦，补助真阳，则阴自起而精自暖，故能令人有子也。气属阳，阳得补，故能益气。肾藏志，肾气足，故能强志。甘温补血脉而助真气，故又能长肌肉肥健也。

——明·缪希雍《神农本草经疏》

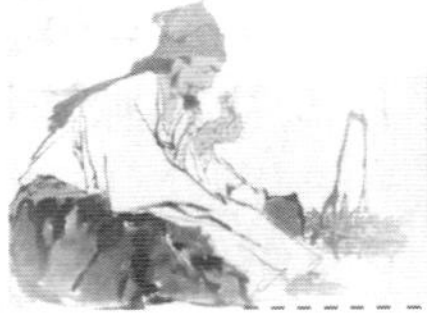

扁青

【处方用名】扁青——为碳酸盐类矿物蓝铜矿的矿石。

【经文】扁青，味甘平。主目痛，明目，折跌，痈肿，金创不瘳，破积聚，解毒气，利精神。久服，轻身不老。生山谷。

本经要义

扁青：曹元宇认为，其组成当与空青、曾青、白青相类。章鸿钊《石雅》言此即蓝铜矿（Azurite.），因其形扁，故古称“扁青”，今呼为“石青”。

扁青本草溯源

《吴普本草》：扁青，无毒。去寒热，风痹，及丈夫茎中百病，益精。生朱崖，武都[①]、朱提[②]，采无时。

《本草经集注》：扁青，味甘、平。无毒……《仙经》俗方都无用者。朱崖郡先属交州，在南海中，晋代省之。朱提郡今属宁州。

扁青，味甘平。主目痛，明目，折跌，癰腫，金創不瘳，破積聚，解毒氣，利精神。久服，輕身不老。生山谷。

① 武都：古地名。南北朝时期有多个武都郡，分别在今甘肃省西和县、陇南市武都区和四川省绵竹市等。

② 朱提：古地名。今云南省昭通市。

《本草纲目》：扁以形名……苏恭言即绿青者非也，今之石青是矣。绘画家用之，其色青翠不渝，俗呼为大青，楚、蜀诸处亦有之。而今货石青者，有天青、大青、西夷回回青、佛头青，种种不同，而回青尤贵。本草所载扁青、层青、碧青、白青，皆其类耳。

按：李时珍所言，即《神农本草经》所载之白青、扁青、空青、曾（层）青，均为同一类矿石药物，与现今认识一致。

目痛：指眼疾。

明目：指扁青具有清肝明目之效。

折跌：指跌打损伤。

痈肿：参阅白棘"本经要义"之"痈肿"解。可互参。

金创不瘳："创"为"疮"之古字。由金属器刃损伤肌体所致，创伤肿痛或感染之中医外科疾病。在古代，箭毒伤人，猎兽、战将中箭落马，猎物中箭倒地，均是箭头乌头毒物侵袭心脏和神经系统所致，故"金创"，应作金属箭毒解。《诸病源候论·金疮初伤候》："被金刃所伤，其疮多有变动。"《诸病源候论·毒箭所伤候》："夫被弓弩所伤，若箭镞有罔药，入人皮脉，令人短气，须臾命绝。"《诸病源候论·箭镞金刃入肉及骨不出候》："箭镞金刃中骨，骨破碎者，须令箭镞出……"《诸病源候论·金疮肠出候》："此谓为矛箭所伤。"

"不瘳"："瘳"，音抽，表病愈。《说文解字》载："瘳，疾病也。"徐锴《说文解字系传》载："忽愈若抽去之也。"《书传》载："若药弗瞑眩，厥疾弗瘳。"《诗经·郑风·风雨》载："既见君子，云胡不瘳。"朱熹注："瘳，病愈也。"《后汉书》载："是夏，京师醴泉①涌出，饮之者固疾皆愈，惟眇蹇者不瘳。"又

① 醴泉："醴"，一是指薄酒、甜酒。《诗·周颂》载："为酒为醴，蒸畀祖妣。"又指甘美的泉水。汉代杨雄《甘泉赋》载："荫西海与幽部兮，涌醴汩以生川。"泉水的味道像薄酒、甜酒的叫醴泉水，又叫甘泉。唐太宗在九成宫（今陕西省麟游县）避暑时掘地成井，命名"醴泉"，后魏征为文，欧阳询书写成《九成宫醴泉铭》。二是指陕西省礼泉县。礼泉县原名醴泉县。天降甘露地出醴泉。"天降甘露，地出醴泉。"出自《礼记》。醴，甜酒；醴泉，甘美的泉水。天下醴泉万万千，而以醴泉名见者，只有位于咸阳一个。《尔雅·释天》载："甘雨时降，万物以嘉，谓之醴泉。"醴泉，气味甘、平，无毒。主治心腹痛，疰忤，消渴，反胃，霍乱等。治病以新汲水为好。

表治;治愈。宋代徐铉《稽神录拾遗·教坊乐人子》载:“汝病食癥耳,吾能瘳之。”明代刘基《田家》载:“清心罢苞苴,养民瘳国脉。”

“金创不瘳”,即各种恶疮没有治愈。扁青可治疗。

药物解读

扁青为极少用矿石类药物。《矿物药真伪图鉴及应用》收载:扁青,为碳酸盐类矿物孔雀石族矿物蓝铜矿的矿石,主含碱式碳酸铜。

【性味归经】性平,味甘、酸、咸。有小毒。归胃、肺、肝经。

【功能主治】涌吐风痰,明目,解毒。治疗癫痫,惊风,痰涎壅盛,目翳,痈痛。

注:扁青、曾青、绿青、空青等,虽均含碱式碳酸铜,但其铜的含量及其他微量成分有所不同,应做进一步研究。

別羈，味苦，微溫。主風寒濕痹，身重，四肢疼酸，寒邪，歷節痛。生川谷。

别羁

【处方用名】别羁——据王德群《神农本草经图方》为忍冬科 Caprifoliaceae 植物忍冬 Lonicera japonica Thunb.

【经文】别羁，味苦微温。主风寒湿痹，身重，四肢疼酸，寒邪，历节痛。生川谷。

本经要义

别羁："别"通"瘪"，音别，表干瘦、不饱满。《西游记》第五十四回载："那般拐子脸，别颏腮，雷公嘴，红眼睛。"

"羁"，音机，马络头。《说文解字》载："羁，马络头也。"段玉裁注："既绊其足，又网其头，今字作羁，俗作覉。"徐灏笺："絷绊之义，从马而口其足。隶不便于书而变为罒；羁则省而为马也，盖既络其头，亦不必更口其足矣。"

别羁本草溯源

《名医别录》：别羁，无毒。一名别枝，一名别骑，一名鳖羁。生蓝田。二月、八月采。

《本草经集注》载：别羁，味苦，微温，无毒……方家时有用处，今俗亦绝尔也。

按：据文献记载推测，别羁是一味植物药。

因后世本草不载，无从考证其品种。李时珍在《本草纲目》草部第二十一卷“神农本经”下注：“已下有名未用。”对别羁引陶弘景文：“方家时有用处，今亦绝矣。”故本书暂无药材品种资料，待考。

风寒湿痹：为风痹、寒痹、湿痹的统称。《素问·痹论》载：“风寒湿三气杂至，合而为痹也。其风气胜者为行痹，寒气胜者为痛痹，湿气胜者为著痹也。”

身重，四肢疼酸：此为“风寒湿痹”所致。

寒邪：指“寒气”病邪。

历节：痹证之一种，又名历节风、白虎风、白虎历节、痛风，由风寒湿邪侵入经脉，流注关节所致。症见关节肿痛，游走不定，痛势剧烈，屈伸不利，昼轻夜重。邪郁化热，则关节见红肿热痛。历节因痛势剧烈或游走不定，故文献有将历节风归属痛痹、行痹者。《金匮要略·中风历节病脉证并治》载：“荣气不通，卫不独行，荣卫俱微，三焦无所御，四属断绝，身体羸瘦，独足肿大，黄汗出，胫冷，假令发热，便为历节也。病历节不可屈伸，疼痛，乌头汤主之。”

曾青

曾青，味酸，小寒。主目痛止淚，出風痹，利關節，通九竅，
破癥堅積聚。久服輕身不老。能化金銅。生山谷。

【处方用名】曾青——碳酸盐类矿物蓝铜矿(Azurite.)的矿石呈层状者。

【经文】曾青，味酸，小寒。主目痛止泪，出风痹，利关节，通九窍，破癥坚积聚。久服轻身不老。能化金铜。生山谷。

本经要义

曾青：“曾”，音层。一是表重叠。唐代王勃《滕王阁序》载：“层峦耸翠，上出重霄。”二是表重复，连接不断。《清史稿》载：“各省纠众滋事，重案层见叠出。”李时珍云：“曾音层。其青层层而生，故名。”

曾青本草溯源

《名医别录》：曾青，无毒。主养肝胆，除寒热，杀白虫，治头风，脑中寒，止烦渴，补不足，盛阴气。生蜀中[1]及越巂[2]，采无时。

《本草经集注》：曾青，味酸，小寒，无毒……此说与空青同山，疗体亦相似。今铜官

① 蜀中：“蜀”，四川之简称。“蜀中”，指四川，亦指成都。

② 越巂：四川省凉山彝族自治州越西县。

更无曾青,惟出始兴。形累累如黄连相缀[①],色理小类空青,甚难得而贵。《仙经》[②]少用之。化金之法,事同空青。

《本草纲目》载:“曾音层,其青层层而生,故名。或云其生从实而空,从空至层,故曰曾青也。”故又名层青。李时珍又云:“但出铜处,年古即生,形如黄连相缀,又如蚯蚓屎,方棱,色深如波斯[③]青黛,层层而生,打之如金声者为真。《造化指南》[④]:层青生铜矿中,乃石绿之得道者。肌肤得东方正色,可以合炼大丹,点化与三黄齐驱。《衡山记》[⑤]云:山有层青冈,出层青可合仙药。”

目痛止泪:指眼科疾病。

风痹:痹证之一种。出自《素问·痹论》,其载:“风寒湿三气杂至,合而为痹也。其风气胜者为行痹,寒气胜者为痛痹,湿气胜者为著痹。”“风痹”,又叫行痹、走注、痛风,症见肢节疼痛,游走不定。治宜以祛风为主,兼祛寒利湿,参以补血等。

关节:中医解剖学名称,又称骱、骨节间、枢机、曲转处,即两骨相交接处。《灵枢·本脏》载:“经脉者,所以行血气而营阴阳,濡筋骨,利关节者也。”

九窍:即头部七窍(眼二鼻二耳二口一)及前后二阴,共为九窍。

---

① 黄连相缀:“黄连”,历史上所谓黄连,实指味连(石柱黄连,*Coptis chinensis* Franch.),其地下根茎多集聚成簇(累累相缀),常弯曲,形如鸡爪(故又名鸡爪连)。表面灰黄色至黄褐色,粗糙,有不规则结节状隆起等。川连,不是指四川所产黄连,系指四川特有物种雅连(*Coptis deltoidea* C.Y.cheng.et Hsiao.),无黄连(味连)之特征,多为单枝。“缀”,音坠,表连接,组合。《广雅·祭韵》载:“缀,连缀。”《国语·齐语》载:“式权以相应,比缀以度。”高绣注:“缀,连也。”“相缀”,相连结也。

② 《仙经》:为我国三国时期左慈所著,已佚。其内容散在于各个史料中。李时珍在《本草纲目》中多处引用。

③ 波斯:古代国名,指位于西南之伊朗。

④ 《造化指南》:为明代土宿真君作的本草著作,15世纪以前创作,首先于明宣德朱权《庚辛玉册》中引录。李时珍在《本草纲目》中云:“《造化指南》三十三篇,载灵草五十三种,云是土宿昆元真君所说,抱朴子注解,盖亦宋元时方士假托者尔。”故李时珍又或称之为《土宿本草》。原书佚,李时珍在《本草纲目》中引用若干条文。

⑤ 《衡山记》:“衡山记”应是方志名,待考。

癥坚积聚：亦指“癥瘕积聚”。为腹内积块，或胀或痛的一类病证。癥和积，是有形的，且固定不移，痛有定处，病在脏，属血分；瘕和聚是无形的，聚散无常，痛无定处，病在腑，属气分。积聚以中焦病变为多，癥瘕以下焦病变及妇科疾病为多，因而又有不同的名称。癥瘕积聚的发生，多因情志抑郁，饮食内停，致使肝脾受损，脏腑失和，气机阻滞，瘀血内停，日久渐积而成。正气不足是该病发生的主要原因。

久服轻身不老：扁青、曾青、绿青、空青均为同类药物，具相同性效，又为《神农本草经》上品。久服轻身不老为道家养生理论。亦有人说矿物类药物有不同程度毒性，不宜久服。

药物解读

《矿物药真伪图鉴及应用》收载：曾青，为碳酸盐类孔雀石族矿物蓝铜矿具层壳结构的结核状集合体，主含碱式碳酸铜。

【性味归经】性寒，味酸。有小毒。归肝经。

【功能主治】凉肝明目，祛风定惊。用于治疗目赤疼痛，涩痒，头风，惊痫，风痹等。

【药材鉴别要点】

曾青为扁平块状，深蓝色，表面间有绿色薄层（称绿青）。不透明，土状光泽。质硬，不宜打碎，断面不平坦，气微，味淡。

赤小豆

【处方用名】赤小豆——豆科 Leguminosae.

【经文】赤小豆，主下水，排痈肿脓血。生平泽。

注：赤小豆在《神农本草经》中未单列条。在“大豆黄卷”条中有载。

本经要义

赤小豆：别称赤豆(《日华子本草》)、红豆(《本草纲目》)、红小豆(《本草原始》)、朱赤豆(《中药材手册》)、朱小豆(《药材学》)、红饭豆(《增订《增订伪药条辨》等。

赤小豆始载于《神农本草经》，列为中品。在中国古代，豆分为大、小，大豆称作“菽[①]”，小豆称作“荅[②]”。李时珍在《本草纲目》“赤小豆”条引王祯云：“今之赤豆、白豆、绿豆、萱豆，皆小豆也，此则入药用赤小者也。”李时珍又在赤小豆“集解”项下云：“此豆以紧小而赤黯色者入药。”鉴于此，赤小豆以

① 菽：音书。一指大指。《左传·成公十八年》载：“周子有兄而无慧，不能辨菽麦。”二指豆类的总称。《诗经·小雅·小宛》载：“中原有菽，小民采之。”三泛指粮食。如“菽粟”。《管子·轻重甲》载：“子大夫有五谷菽粟者，勿敢左右。”

② 荅：音达。小豆。《说文解字》载：“荅，小尗也。”《广雅》载：“小豆，荅也。”《九章算术·粟米》载：“菽、荅、麻、麦，各四十五。”尗，音书，即“菽”字之古字。

赤小豆，主下水，排癰腫膿血。生平澤。

粒小，表面色赤而名。其红豆、红小豆、朱赤豆者，义同赤小豆。又因本品可煮可炒，又可煮粥做饭，故又俗称饭豆、朱赤豆、饭赤豆、饭红豆等名。

赤小豆本草溯源

《吴普本草》：赤小豆。神农、黄帝：咸。雷公：甘。九月采。

《名医别录》：赤小豆，味甘，酸，平，温，无毒。主治寒热，热中，消渴，止泄，利小便，吐逆，卒澼，下胀满。又，叶名藿，主治小便数，去烦热。

《本草经集注》：赤小豆。主下水，排痈肿脓血。味甘、酸，平、温，无毒。主寒热，热中，消渴，止泄，利小便，吐逆，卒澼，下胀满。

《图经本草》：赤小豆，旧与大豆同条，苏恭分之。今江淮间尤多种莳。主水气，脚气方最急用。

祝按：苏颂认为，大豆、赤小豆分条记载为苏恭所为。其实不然，应是陶弘景始分之。

李时珍在**《本草纲目》**“赤小豆”条“集解”项云：“此豆以紧小而赤黯色者入药，其稍大而鲜红、淡红色者，并不治病。”李时珍在“发明”项云：“赤小豆小而色赤，心之谷也。其性下行，通乎小肠，能入阴分，治有形之病。故行津液，利小便，消胀除肿止吐，而治下痢肠澼，解酒病，除寒热痈肿，排脓散血，而通乳汁，下胞衣产难，皆病之有形者。”

综上所述：古今所用赤小豆基本一致。为豆科菜豆属 *Phaseolus* 植物。“紧小儿赤黯者”为赤小豆 *Phaseolus calcaratus* Roxb.“稍大而鲜红、淡红色者”系赤豆 *Phaseolus angularis*（Willd.）W.F.Wight.的成熟种子。

下水：指利水。赤小豆擅长利水除湿，疗水肿解毒，故《神农本草经》言：下水。

排痈肿脓血：赤小豆性平，味甘，长于解毒消肿，止血，对痢疾、便血、痈肿独具疗效。故《神农本草经》言其排痈肿脓血。

药物解读

《中华人民共和国药典》一部收载：赤小豆，为豆科植物赤小豆 *Vigna umbellata* Ohwi et Ohashi 或赤豆 *Vigna angularis* Ohwi et Ohashi 的干燥成熟种子。

【性味归经】性平，味甘、酸。归心、小肠经。

【功能主治】利水消肿，解毒排脓。用于水肿胀满，脚气浮肿，黄疸尿赤，风湿热痹，痈肿疮毒，肠痈腹痛。

【药材（饮片）鉴别要点】

赤小豆：呈长圆形而稍扁，长 5~8mm，直径为 3~5mm，表面紫红色，无光泽或微有光泽；一侧有线形突起的种脐，偏向一端，白色，约为全长的 2/3，中间凹陷成纵沟；另侧有一条不明显的棱脊。质硬，不易破碎。子叶 2，乳白色。气微，味微甘。

赤豆：呈短圆柱形，两端较平截或钝圆，直径为 4~6mm，表面暗棕红色，有光泽，种脐不突出。

【拓展阅读——赤小豆与赤豆（红豆）的主要区别】

赤小豆与赤豆（红豆）的区别详见表 1。

表 1　赤小豆与赤豆（红豆）的区别

	赤小豆	赤豆
形状	长圆形而稍扁	短圆柱形
表面颜色	紫红色，无光泽或微有光泽	暗棕红色，有光泽
直径	3~5mm	4~6mm
种脐	种脐呈线形突起	种脐不突起

医籍论选

赤豆煮熟，其味则甘，生时其气微酸，故曰甘酸平。豆者，水之谷也。其性下沉，是主从上而下，由外而内。

——清·张志聪《本草崇原》

赤小豆，味甘。入手太阳小肠、足太阳膀胱经。利水而泻湿热，止血而消痈肿。

麻黄连翘赤小豆汤用之，治太阴病，瘀热在里，身必发黄，以其泻经络之湿邪也。

赤小豆利水泻湿，行郁退热，安胎下乳。善治一切痈肿，及诸下血之病。

——清·黄元御《长沙药解》

樗鸡

樗雞，味苦，平。主心腹邪氣，陰痿，益精，強志，生子，好色，補中，輕身。生川谷。

【处方用名】红娘子——蝉科 Cicadidae.

【经文】樗鸡，味苦平。主心腹邪气，阴痿，益精，强志，生子，好色，补中，轻身。生川谷。

本经要义

樗鸡："樗"，音初。木名，即臭椿树。苦木科，落叶乔木。根皮入药。《说文解字·木部》载："樗，木也。"段玉裁注："樗，樗木也，今之臭椿树是也。"该树多生昆虫樗鸡。樗鸡，即蝉科昆虫黑翅红娘子 *Huechys sanguinea*(De Geer.)的干燥全体。《尔雅》载："翰[①]天鸡。"郭璞注云："小虫，黑身，赤头，一名莎鸡，又曰樗鸡。"苏敬云："以五色具者为雄，良；青黑质白斑者是雌，不入药用。"苏颂云："今所谓莎鸡者，亦生樗木上，六月后出飞而振羽，索索作声……头方腹大，翅羽外青内红而身不黑，头不赤，此殊不类，盖别一种而同名也。今在樗木上者，人呼为红娘子，头、翅皆赤，乃如旧说，然不名樗鸡，疑即是此。"寇宗奭云："形类蚕蛾，但头足微黑，翅两重，外一重灰色，下一重深红，五色皆具，腹大。"李时珍云："其羽文彩，故俗呼红娘子。"

---

① 翰：音汉。纺织娘，昆虫，螽斯科，褐色或绿色，头小，善跳跃，鸣声如纺车的声音。生活在草地里，吃青草和树叶，尤其善食樗树叶。

樗鸡本草溯源

《名医别录》：樗鸡，有小毒。主治腰痛，下气，强阴多精，不可近目。生河内樗树上。七月采。暴干。

《本草经集注》：樗鸡，味苦，平，有小毒……形似寒螀①而小，今出梁州②，方用至稀，惟合大麝香丸用之。樗树似漆而臭，今以此树上为好，亦如芫青、亭长，必以芫、葛上为良矣。

《图经本草》：樗鸡，生河内川谷樗木上，今近都皆有之。形似寒螀而小。七月采，暴干。

祝按：所附药图樗鸡，即今之红娘子。

《本草纲目》"释名"项云："其鸣以时，故得鸡名。《广雅》作樗鸠，《广志》作犨鸡③，皆讹矣。其羽文彩，故俗呼红娘子、灰花蛾云。"在"集解"项，李时珍云："樗即臭椿也。此物初生，头方而扁，尖喙向下，六足重翼，黑色。及长则能飞，外翼灰黄有斑点，内翅五色相间。其居树上，布置成行。秋深生子在樗皮上。苏恭、寇宗奭之说得之。苏颂引郭璞以为莎鸡者，误矣。莎鸡居莎草间，乃蟋蟀之类，似蝗而斑，有翅数重，下翅正赤，六月飞而振羽有声。"

《中国药用动物志》：黑翅红娘子 *Huechys sanguinea* (De Geer)，古籍书上常误称樗鸡④，干燥全体入药。夏季早晨露水未干时捕捉，捕时宜戴手套及口罩（因此虫极毒，以免其分泌的毒液刺入皮肤而发疮），捕后放纱笼内蒸死，晒干。

综上所述：清代以前所用樗鸡为樗鸡科昆虫樗鸡 *Lycorma delicatula* White.，清代以后至今所用樗鸡为蝉科昆虫黑翅红娘子 Huechys sanguinea(De Geer)的干燥全体。

---

① 寒螀："螀"，音江。寒蝉，蝉之一种，也叫寒螀，又名蜺、寒蜩。身体小，黑色，有黄绿色斑点，深秋时出来鸣叫。《尔雅·释虫》载："蜺，寒蜩。"晋代郭璞注："寒螀也。似蝉而小，青赤。"《集韵·阳韵》载："螀，蝉属。"《淮南子·说林训》载："狐死首丘，寒螀翔水。"

② 梁州：古州名。故治在今陕西省汉中市南郑区东。

③ 犨鸡："犨"，音抽。犨鸡即樗鸡。

④ 樗鸡：古代所言樗鸡，为樗鸡科(Lanternflies.)昆虫樗鸡(*Lycorma delicatula* White.)非现今所用红娘子(《中草药》,1989年)。

心腹邪气：心腹，指胸腹，主要指肺、心，亦包括中焦脾胃等。邪气，亦简称“邪”。邪气，指人体正气相对而言，泛指六淫七情等各种致病因素。

阴痿：阳痿。

益精：精，指肾精。益精，即补益肾精，使肾精充足。

强志：与下文“生子好色”，均指强健身体。

补中轻身：为道家养生观念。红娘子有大毒，内服慎重。

药物解读

《中药大辞典》载：樗鸡，为蜡蝉科樗鸡 *Lycorma delicatula* White. 的成虫。

【性味归经】性平，味苦、辛，有毒。归肝经。

【功能主治】活血通经，攻毒散结。主治血瘀经闭，腰伤疼痛，阳痿，不孕，瘰疬，癣疮，狂犬咬伤等。

【用法用量】内服：研末，入丸、散剂，0.1～0.2g。外用：研末敷贴或调涂患处。

【临床药师、临床医师注意事项】

本品不宜作汤剂。

医籍论选

樗鸡生于木上，味苦色赤，禀木火之气化。主治心腹邪气者，禀火气以治心，禀木气以治腹也。治阴痿者，火气盛也。益精强志者，水火相济也。生子好色者，木生火也。补中轻身者，火生土也。

——清·张志聪《本草崇原》

慈石，味辛寒。主周痹，風濕，肢節中痛不可持物，洗洗，酸消，除大熱煩滿及耳聾。一名元石，生山谷。

慈石

【处方用名】磁石——为氧化物类尖晶族矿物磁铁石之矿石，主含四氧化三铁(Fe_3O_4)。

【经文】慈石，味辛寒。主周痹，风湿，肢节中痛不可持物，洗洗，酸消，除大热烦满及耳聋。一名元石[①]，生山谷。

本经要义

慈石："慈"通"磁"。孙星衍辑本作"慈"，顾观光辑本作"磁"。慈石即磁石。寇宗奭云："磁石……磨针锋则能指南，然常偏东不全南也。"慈石，首载于《神农本草经》，列为中品。磁石具有吸铁之性，俗称吸铁石。《山海经》载："灌题之山，其中多磁石。"郭注云："可以取铁。"《集韵·之韵》载："磁，石名。可以引针。"《篇海类编·地理类·石部》载："磁，石似铁也。又石可引铁。"陈藏器在《本草拾遗·玉石部》"磁石毛"条云："磁石毛，铁之母也，取铁如母之招子焉。"

磁石，原名慈石，慈后从"石"作"磁"。磁君(《吴普本草》)、吸铁石(《乾坤生意秘韫》)、吸针石(《本草纲目》)、拾针(《石药尔雅》)、摄石(《药物出产辨》)、灵磁石(《外科大成》)、磁铁石(《四川中药志》)、慈石(《神农本草经》)等，因其有吸铁之性而有诸名。

---

① 元石：顾观光辑本作"玄石"，孙星衍辑本作"元石"。

有文献谓此石因产于慈州[①]而故名慈石。磁石入药最早见于东汉《神农本草经》，而“磁石”之名则早在汉代以前就已经见于诸多文献。《管子·地数》载：“上有慈石者，其下有铜金。”《吕氏春秋》载：“慈石召铁，或引之也。”这些文献属我国战国时期之著作。所以应该是先有慈石，后有慈州。故“慈石”因产于慈州而名慈石之说恐为误传。但慈州因盛产磁铁而得其名。（程超寰《本草释名考订》）

磁石入药以磁性强者为佳，称为活磁石、灵磁石(《外科大成》)，磁石放置日久，其磁性会减退或消失，失去吸铁之性，这种磁石称之为果磁石、死磁石。

“磁”通“瓷”。《汉语大字典》载：磁，同“瓷”。如磁窑、磁器。《中华大字典·石部》载：“磁，瓷俗字。”明代谢肇淛《五杂组·物部》载：“今俗语窑器，谓之磁器者，盖河南磁州窑最多，故相沿名之。”

磁石，又名“玄石”。“玄”为黑色。《广雅·释器》载：“玄，黑也。”寇宗奭在《本草衍义》“磁石”条云：“磁石……入药，须烧赤醋；焠。其玄石，即磁石之黑色者也。”李时珍则云：“石之不慈者，不能引铁，谓之玄石。”玄武石(《石药尔雅》)，玄武为我国古代神话中的北方之神，在五行中与五色相对应的颜色为黑色，故玄武石亦有黑色之义。

磁石本草溯源

《吴普本草》：磁石，一名磁君。

《名医别录》：磁石，味咸，无毒。主养肾脏，强骨气，益精，除烦，通关节，消痈肿，鼠瘘，颈核，喉痛，小儿惊痫，练水饮之。亦令人有子。一名处石。生太山及慈山山阴，有铁者则生其阳，采无时。

《本草经集注》：磁石……今南方亦有，其好者，能悬吸针，虚连三、四、五为佳，杀铁物毒，消金。《仙经》《丹方》《黄白术》中多用也。

《本草纲目》：石之不慈者，不能引铁，谓之玄石，而《别录》复出玄石于后。

---

① 慈州：在今河北省磁县，隶属于现今河北省邯郸市。隋朝置慈州，唐朝改“慈”为“磁”。

味辛寒:《神农本草经》言:慈石,性寒,味辛。《中华人民共和国药典》载:磁石,性寒,味咸。

周痹:痹证之一种,出自《灵枢·周痹》。因气虚,风寒湿侵入血脉、肌肉所致。症见周身疼痛,沉重麻木,项背拘急,脉濡涩。治宜益气和营,祛邪通痹。常用方剂为蠲痹汤。

风湿:风邪和湿邪结合所致之病证。《金匮要略·痓湿暍[1]病脉证》载:"风湿相搏,骨节疼痛,掣痛不得屈伸,近之则痛剧,汗出短气,小便不利,恶风不欲去衣,或身微肿者,甘草附子汤主之。"

肢节中痛,不可持物:指风湿痹所致之四肢肿痛,手脚活动受限,手痛不得持物。"肢节中痛"之"中",应解读为"肿"。

洗洗:寒冷之状。与"洒洒"同义。

酸消:"消"同"痟"。一表酸痛,头痛。《说文解字·疒部》载:"痟,酸痟,头痛。"《周礼·天官·疾医》载:"春时有痟首疾。"郑玄注:"痟,酸痟也。首疾,头痛也。"二指消渴病的简称。《玉篇·疒部》载:"痟,痟渴病也。"《广韵·宵韵》载:"痟,渴病也。""酸消",即"酸痟",指因风邪、湿邪所致之全身酸痛、头痛等疾病。

大热:有广阔的热势,露于体表。或曰高热。

烦满:"烦",胸中热而不安叫烦,即心中烦闷。"满",含义有二:一是指郁闷、闷塞不畅之病症。《素问·热论》载:"(伤寒)四日太阴受之,太阴脉布胃中络于嗌,故腹满而嗌干。"二是"满"通"懑",表烦闷。"烦满",因大热所致之心中烦闷。

耳聋:中医病证名。又名耳闭、聋聩等,指主观感觉或客观检查均示听力有不同程度障碍。可由先天或外感、内伤所致。暴聋者多属实证,久聋者多属虚证。实证多由风热、风寒、肝火等因素所致。症见头痛、鼻塞、口苦、耳窍如棉塞耳、耳鸣、耳聋等。虚证多由气血虚所致。症见头晕目眩、腰膝酸软、乏力、耳鸣、耳聋等。《素问·缪刺论》载:"邪客于手阳明之络,令人耳聋,时不闻音。"

药物解读

《中华人民共和国药典》一部收载:磁石,为氧化物类矿物尖晶石族磁

---

① 暍:音耶。指中暑。

铁矿,主含四氧化三铁(Fe_3O_4)。

【性味归经】性寒,味咸。归肝、心、肾经。

【功能主治】镇静安神,平肝潜阳,聪耳明目,纳气平喘。用于惊悸失眠,头晕目眩,视物昏花,耳鸣耳聋,肾虚气喘。

【药材(饮片)鉴别要点】

磁石为块状集合体,呈不规则块状,略带方形,多具棱角。灰黑色或棕褐色,条痕黑色,具金属光泽。体重,质坚硬,断面不整齐,具磁性,可见磁毛,有土腥气,味淡。

【拓展阅读——中药饮片鉴别专用术语】

条痕:指矿物类药物在白色无釉瓷板上刻画时所留下的痕迹。

磁毛:特指吸附在磁石表面上的磁铁矿碎末,如毛直立。

医籍论选

慈石色黑味辛性寒,盖禀金水之精气所生,周痹者,在于血脉之中,真气不能周也。慈石能启金水之精,通调血脉,故能治之。风湿肢节中痛,不可持物,洗洗酸消者,风湿之邪伤于肢节而痛,致手不能持物,足洗洗酸消不能行。酸消,犹瘦削也。慈石禀阳明、太阳金水之气,散其风湿,故能治之。除大热烦满及耳聋者,乃水济其火,阴交于阳,亦慈石引针,下而升上之义。

——清 · 张志聪《本草崇原》

磁石乃石中之铁精也,故与铁同气,而能相吸,铁属肾,故磁石亦补肾。肾主骨,故磁石坚筋壮骨;肾属冬令,主收藏,故磁石能收敛正气,以拒邪气。知此理,则凡药皆可类推矣。

——清 · 徐大椿《神农本草经百种录》

磁石气寒……其主周痹风湿、肢节中痛不可持物、洗洗酸者,盖湿流关节,痛而不可持物,湿胜筋软也。湿而兼风,风属木,木曰曲直,曲直作酸,洗洗酸痛,所以为风湿周痹也。磁石味辛入肺,金能平木,可以治风,肺司水道,可以行湿也。肾水脏也,水不制火,浊气上逆,则大热烦满。磁石入肾,气寒壮水,质重降浊,所以主之。肾开窍于目,肾火上升则聋。磁石气寒可以镇火,所以主耳聋也。

——清 · 叶天士《本草经解》

其莖可作湯。主傷寒寒熱，出汗，中風面目腫。

葱白

【处方用名】葱白——百合科 Liliaceae.

【经文】其茎可作汤。主伤寒寒热，出汗，中风面目肿。

注：葱白在《神农本草经》中未单独列条，只在葱实中有载。

本经要义

葱白：异名有葱茎白（《本草纲目》）、葱头（《炮制大法》）、葱白头（《药品化义》）、大葱（《中国药用植物图鉴》）、火葱（《草木便方》）、食葱（《中药志》）等。陶弘景在《本草经集注》“薤白”条中云：“方家多用葱白及叶中涕，名葱苒，无复用实者。葱亦有寒热，其白冷、青热，伤寒汤不得令有青也。”至此，后世俱不用实，而多用葱白，时至今日亦然。葱茎，《千金》作茎白。仲景所用葱，皆为葱白。陶弘景在《名医别录》中云：“葱白，平。主治伤寒，骨肉痛，喉痹不通，安胎，归目，除肝邪气，安中，利五脏，益目精，杀百药毒。”

葱白入药，始载于《神农本草经》，列为中品，其名（葱）茎。葱白一名则始见于《名医别录》。李时珍在《本草纲目》“葱”条，单列“葱茎白”项，其载：“气味辛，平……葱乃释家五荤之一。生辛散，熟甘温，外实中空，肺之菜也，肺病宜食之。肺主气，外应皮毛，其合阳明。故所治之症多属太阴、阳明，皆取其发散通气之功，通气故能解毒及理血病。气者血之帅也，气通则血活矣。金疮磕损，折伤血出，疼痛不止者，王璆百一方，用葱白……”

作汤：汤剂，煎水服。

伤寒：伤寒其义有三。一是广义伤寒，为多种外感热病的总称。《伤寒论》以伤寒命名，即包括多种外感热病。《素问·热论》载：“今夫热病者，皆伤寒之类也……人之伤于寒也，则为病热。”二是狭义伤寒，为外受寒邪，感而即发的病变。《难经·第五十八难》载：“伤寒有五：有中风，有伤寒，有湿温，有热病，有温病，其所苦各不同。”其中所谓之伤寒，即狭义伤寒。《难经》曰：“伤寒有汗出而愈，下之而死者；有汗出而死，下之而愈者……”《伤寒论·辨太阳病脉证并治法上》载：“太阳病，或已发热，或未发热，必恶寒，体痛，呕逆，脉阴阳俱紧者，名曰伤寒。”这是太阳表证，也是狭义之伤寒。三是指冬季感寒邪所致病证。晋代王熙（王淑和）《伤寒例》载：“冬时严寒，触冒之者，乃名伤寒耳。”又言：“从霜降以后，至春分以前，凡有触冒霜雾，中寒即病者，谓之伤寒。”王氏除说明发病的原因外，还认为发病有一定的季节性。又名“正伤寒”。

寒热：参阅白垩“本经要义”之“寒热”解。可互参。

出汗：发汗。

中风：“中风”，“风”有“内风”和“外风”之别。

“内风”指脑血管意外等疾病，又称“卒中”，即“急骤的风证”。其病可因阴精亏损，或暴怒伤肝，使肝阳偏亢，肝风内动；或嗜食肥甘厚味，痰热内壅而化风；或气血亏损而生虚风；或因内虚而骤然感受外来风邪等。在中医古籍中，按其症状可分为“类中风”和“真中风”。“类中风”指卒倒、昏迷、半身不遂，或口眼㖞斜、言语障碍等；按病情轻重又有中络、中经、中腑、中脏之分，以中络最轻，中脏最重。包括脑出血、脑栓塞、脑血栓形成等病，亦包括脑实质及脑神经的一些病症。“真中风”除有类中风之症状外，其初即有发热恶风寒等症状。另有一说，类中风只是暂时的知觉丧失，醒后无半身不遂或口眼㖞斜等症，即指“气厥”“食厥”“血厥”一类病症而言。

“外风”，即指因感受外感风邪的病症，症见发热、头痛、汗出、脉浮缓等。

面目肿：面目浮肿。

药物解读

葱白一药，在统编教材和《中华人民共和国药典》中均未收载。《中药大辞典》收载：葱白，为百合科葱属植物葱 *Allium fistulosum* L.的鳞茎。为药、食两用植物。

【性味归经】性温，味辛。归肺、胃经。

【功能主治】发表，通阳。主治感冒风寒，阴寒腹痛，二便不通，痢疾，疮痈肿毒，虫积腹痛等。

【用法用量】内服：水煎服，9~15g；或酒煎，煮粥服，每次可用鲜品15~30g。外用：捣敷，炒熨，煎水洗；鲜蜜或醋调敷。

医籍论选

葱，入肺宣寒，发汗解肌。葱叶专入肺，兼入肝。生辛而散，熟甘而温，外实中空。能入肺经发汗解肌，以通上下之阳……仲景治少阴病下利清谷，里寒外热，厥逆脉微，用白通汤。若白色赤者，四逆汤加葱白，皆取以通阳气……故葱号为菜伯，又曰和事草，其意在斯。取白连须用，亦有用青者。弘景曰：葱有寒热，白冷青热，伤寒汤中，不得用青也。

——清·黄宫绣《本草求真》

葱白气平，禀天秋凉之金气，入手太阴肺经；味辛无毒，得地西方燥金之味，入足阳明燥金胃经。气味升多于降，阳也。太阳寒水经，为人身外藩者也，寒水虚，则外邪伤，病名伤寒。伤寒有五，风寒湿热温也。当初伤太阳，太阳为病，必发寒热，故可从表散之，葱白入肺，肺合皮毛，味辛可散，所以主伤寒、寒热表邪也。风为阳邪，阳邪伤上，风胜则浮肿；辛平可以散风，所以主之。气平入肺，肺合皮毛，味辛发散，则胃气充而谷精化汗，故能出汗也。

——清·叶天士《本草经解》

葱白辛平发汗，太阳为寒水之经，寒伤于表则发热恶寒，得葱白之发汗而解矣。风为阳邪，多伤于上，风胜则面目浮肿，得葱白之发汗而消矣，此犹人所易知也。至于仲景通脉四逆汤，面赤者加葱，非取其引阳气以归根乎？白通汤以之命名者，非取其叶下之白，领姜、附以入肾宫，急救自利无脉，命在顷刻乎？二方皆回阳之神剂，回阳先在固脱。仲师岂反用发汗之品？学者不参透此理，总属误人之庸医。

——清·陈修园《神农本草经读》

葱白,味辛,气温。入手太阴肺经。回脏腑之利泄,起经脉之芤减,发达皮毛,宣扬郁遏。

《伤寒》白通汤。治少阴病,下利。以寒水侮土,清气下陷,而为泄利。姜、附温水土之寒,葱白升清气之陷也。

通脉四逆汤。治少阴病,下利脉微,面色赤者,加葱九茎。以阳郁不能外达,故面赤,加葱白以宣阳气之郁也。

《金匮》旋覆花汤。治妇人脉体芤减,用之以通经气之郁涩也。葱白辛温发散,升陷达郁,行经发表,厥有功焉。

其诸主治:下乳汁,散乳痈,消肿痛,止麻痹,疗下血,熨便癃,通淋沥,调泄利。

——清·黄元御《长沙药解》

葱实

蔥實，味辛溫，主明目，補中不足。

其莖可作湯。主傷寒寒熱，出汗，中風，面目腫。

【处方用名】葱实——百合科 Liliaceae.

【经文】葱实，味辛温，主明目，补中不足。

其茎可作汤。主伤寒寒热，出汗，中风，面目肿。

本经要义

葱实:“葱”，含义有二:一指百合科植物。种类很多，主要有大葱、香葱，作蔬菜、香辛料和药用。《玉篇》载:“葱，荤菜也。”《礼记·内则》载:“脍春用葱，秋用芥。”晋代潘岳《闲居赋》载:“菜则葱韭蒜芋，青笋紫姜。”二指青绿色。《尔雅·释器》载:“青谓之葱。”郭璞注:“浅青。”“实”，为其种子。

葱，始载于《神农本草经》，列为中品。葱、芤(《本草纲目》)，皆因其叶圆柱形，且中空而得名。“芤”，音抠。一表古代葱的别称。《本草纲目·菜部·葱》载:“葱，从囱……有囱通之象也。芤者，草中有孔也，故字从孔，芤脉象之。”二表中医脉象之一，芤脉，脉搏腹大而软，按之中空如葱管。常见于大失血后脉象。《集韵》载:“芤，病脉。徐氏说:按之即无，举之来至，傍实中空者曰芤。”《伤寒论·辨脉法》载:“脉弦而大，弦则为减，大则为芤。减则为寒，芤则为虚。”《西游记》第六十九回载:“陛下左手寸脉强而紧，关脉涩而缓，尺脉芤而沉。”李时珍云:“葱初生曰葱针，叶曰葱青，衣曰葱袍，茎曰葱白，叶中涕曰葱苒。诸物皆宜，故云菜伯、和事。”

葱实本草溯源

《名医别录》:葱实,无毒。葱白,平。主治伤寒,骨肉痛,喉痹不通,安胎,归目,除肝邪气,安中,利五脏,益目精,杀百药毒。葱根,主治伤寒头痛。葱汁,平,温。主溺血,解藜芦毒。

《图经本草》:葱有数种,入药用山葱、胡葱,食品用冻葱、汉葱。山葱生山中,细茎大叶、食之香美于常葱,一名茖葱。《尔雅》所谓茖,山葱是也。胡葱,类食葱而根茎皆细白。又云:茎、叶粗短如金灯者是也。旧别有条云:生蜀郡山谷,似大蒜而小,形圆皮赤,稍长而锐。冻葱冬夏常有,但分茎栽莳而无子,气味最佳,亦入药用,一名冬葱(即四川小葱)。又有一种楼葱,亦冬葱类也,江南人呼龙角葱,言其苗有八角故云尔。淮、楚间多种之。汉葱茎实硬而味薄,冬即叶枯。凡葱皆能杀鱼肉毒,食品所不可阙也。

《本草纲目》:冬葱即慈葱,或名太官葱。谓其茎柔细而香,可以经冬,太官上供宜之,故有数名。汉葱一名木葱,其茎粗硬,故有木名。冬葱无子。汉葱春末开花成丛,青白色。其子味辛色黑,有皱纹,作三瓣状。收取阴干,勿令浥郁,可种可栽。

综上所述:《神农本草经》所载之葱实,为百合科植物葱 *Allium fistulosum* L.的成熟种子。梁代始,后世极少用其实,而多用葱白入药,时至今日亦是如此。

明目:葱实入肾,治疗因肾虚而致目暗,视物昏花。故《神农本草经》言其“明目”。

补中不足:一指补中焦脾胃。二指补中益气。笔者认为,此处指补肾气。“不足”指肾气不足。与前文“明目”相关。

药物解读

《中药大辞典》收载:葱实,为百合科葱属植物葱 *Allium fistulosum* L.的种子。

【性味归经】性温,味辛。归肾、肺经。

【功能主治】温肾,明目,解毒。用于治疗肾虚,益精,目眩,视物昏暗,疮痈,药食中毒等。

【药材(饮片)鉴别要点】

葱实(种子)呈三角状扁卵形,一面微凹,另面隆起,有棱线 1~2 条,长 3~4mm,宽 2~3mm。表面黑色,光滑或偶有疏皱纹,凹面平滑。基部有两个突起,较短的突起先端灰棕色或灰白色,为种脐;较长的突起先端为珠孔。纵切面可见种皮菲薄,胚乳灰白色,胚白色,弯曲,子叶 1 枚。体轻,质坚硬。气特异,嚼之有葱味。

大豆

【处方用名】大豆——豆科 Leguminosae.

【经文】生大豆，涂痈肿，煮汁饮，杀鬼毒，止痛。生平泽。

注：大豆在《神农本草经》中未单独列条。在其中品“大豆黄卷”条中载：“生大豆，涂痈肿，煮汁饮，杀鬼毒，止痛。”

本经要义

大豆：“豆”，一指古代食器，形似高足盘，或有盖，用以盛食物。新石器时代晚期开始出现，盛行于商周时期。多为陶质，也有青铜质或木质涂漆。后世也作为礼器。《尔雅 · 释器》载：“木豆谓之豆……瓦豆谓之登。”郭璞注：“豆，礼器也。”《说文解字 · 豆部》载：“豆，古食肉器也。”《徐霞客游记 · 滇游日记三》载：“瓶无余粟，豆无余蔬。”二泛指豆类作物。《广雅 · 释草》载：“大豆，菽也；小豆，荅也。”《战国策 · 韩策一》载：“韩地险恶，山居、五谷所生，非麦而豆。民之所食，大抵豆饭藿羹。”

大豆为少用中药。但其加工炮制品，如大豆黄卷、淡豆豉等，为中医常用中药品种。大豆为豆科植物大豆 *Glycine max*（L.）Merr.的成熟种子。其颜色有黄、黑、绿、青等多种。古代以黑色者入药为主。

生大豆，塗癰腫，煮汁飲，殺鬼毒，止痛。生平澤。

生大豆本草溯源

《名医别录》:生大豆,味甘,平。逐水胀,除胃中热痹,伤中,淋露,下瘀血,散五脏结积,内寒,杀乌头毒。久服令人重。熬屑,味甘。主治胃中热,去肿,除痹,消谷,止腹胀。生太山,九月采。

《本草经集注》:生大豆,味甘、平。涂痈肿,煮饮汁,杀鬼毒,止痛。逐水胀,除胃中热痹,伤中,淋露,下瘀血,散五脏结积、内寒,杀乌头毒。久服令人身重。熬屑:味甘。三胃中热,去肿,除痹,消谷,止腹胀。生太山平泽,九月采。……大、小豆共条,犹如葱、薤义也。以大豆为蘖,芽生便干之,名为黄卷,用之亦熬,服食家所须。煮大豆,主温毒、水肿殊效。复有白大豆,不入药。小豆性逐津液,久食令人枯燥矣。

《图经本草》:大豆有黑白二种,黑者入药,白者不用。其紧小者为雄豆,入药尤佳。豆性本平,而修治之便有数等之效。煮其汁甚凉,可以压丹石毒及解诸药毒。作腐则寒而动气,炒食则热,投酒主风,作豉极冷……杀乌头毒尤胜。仙方修制黄末可以辟谷度饥岁,然多食令人体重,久则如故矣……江南人作豆豉,自有一种刀豆甚佳。古今方书用豉治病最多。

《本草纲目》:大豆有黑、白、黄、褐、青、斑数色。黑者名乌豆,可入药,及充食,作豉;黄者可作腐,榨油,造酱;余但可作腐及炒食而已。

综上所述:《神农本草经》所言"大豆"与现今临床所用大豆一致。

痈肿:参阅白棘"本经要义"之"痈肿"解。可互参。

止痛:此处"痛"指痈肿疮毒所致之疼痛,大豆可治之。

药物解读

《中药大辞典》收载:黑大豆,为豆科大豆属植物大豆 *Glycine max*(L.)Merr.的黑色成熟种子。

【**性味归经**】性平,味甘。归脾、肾经。

【功能主治】活血利水,祛风解毒,健脾益肾。主治水肿、黄疸、脚气、风痹痉挛、产后风痉、肾虚腰痛、遗尿、痈肿疮毒、药物食物中毒等。

【药材(饮片)鉴别要点】

黑大豆,为椭圆形而略扁,长6~10mm,直径为5~7mm,厚2~6mm。表面乌黑色,略有光泽,可见横向皱纹,一侧边缘具长圆形种脐。种皮薄,内表面呈灰黄色,除去种皮,可见子叶两片,黄绿色,肥厚。质较坚硬。气微,具豆腥味。

黄大豆,为豆科大豆属植物大豆 *Glycine max*(L.) Merr.种皮黄色的种子。

【性味归经】性平,味甘。归脾、胃、大肠经。

【功能主治】健脾消积,利水消肿。主治食积泻痢,腹胀食呆,脾虚水肿,疮痈肿毒,外伤出血等。

【药材(饮片)鉴别要点】

黄大豆与黑大豆形状相近似,种子黄色、黄绿色。种皮薄,除去种皮,可见子叶两片,黄绿色,肥厚。质坚硬,气微,具豆腥味。

医籍论选

黑大豆,入肾祛风散热,利水下气,活血解毒。黑大豆专入肾。味甘性平,色黑体润。按:豆形象似肾,本为肾谷,而黑豆则尤通肾,加以盐引,则豆即能直入于肾也。

黄大豆,生则疏泄,熟则作滞。黄大豆专入脾。按:书既言味甘,服多壅气生痰动嗽。又曰:宽中下气,利大肠,消水胀肿毒。其理以属两歧,讵知书言甘壅而滞,是即炒熟而气不泄之意也。书言宽中下气利肠,是即生冷未炒之意也。凡物生则疏泄,熟则壅滞。大豆其味虽甘,其性虽温,然生则水气未泄,服之多有疏泄之害,故豆须分生熟,而治则有补泻之为别耳。

——清·黄宫绣《本草求真》

大豆黄卷

【处方用名】大豆黄卷——豆科 Leguminosae.

【经文】大豆黄卷，味甘平。主湿痹，筋挛，膝痛。生大豆，涂痈肿，煮汁，饮，杀鬼毒，止痛。赤小豆，主下水，排痈脓血。生平泽。

大豆黄卷，味甘无毒。主治湿痹筋挛膝痛。生大豆，涂痈肿。煮汁饮，杀鬼毒，止痛。赤小豆，主下水，排痈肿脓血。生平泽。（黄元御辑注本）

本经要义

大豆黄卷：大豆黄卷始载于《神农本草经》，列为中品。陶弘景云："黑大豆为蘖芽，生五寸长，便干之，名为黄卷，用之熬过，服食所须。"《本草便读》载："豆卷，即黑豆浸水中生芽者也。"

祝按：古代以黑豆为原料制取大豆黄卷，现今商品大豆黄卷以黄豆为原料制取。

古代文献大豆黄卷，为大豆的黑皮种子经浸泡发芽后晒干而成，子叶为黄色，肥厚，胚根细长、卷曲，故名黄卷、大豆卷、大豆黄卷等名。大豆蘖者，《正字通·米部》云："蘖同糵。"《说文解字·米部》载："糵，牙米也。"段玉裁注："芽米谓蘖。"徐锴《说文解字系传》载："麦糵，麦芽也。"本品为大豆之芽，故有豆蘖、菽蘖、大豆蘖诸名。大豆黄卷在发芽前须用清水淘洗和浸泡，故又称作"清水豆卷"，简称"清豆卷"。

大豆黄卷，味甘平。主濕痹，筋攣，膝痛。生大豆，塗癰腫，煮汁，飲，殺鬼毒，止痛。赤小豆，主下水，排癰腫膿血。生平澤。

大豆黄卷本草溯源

《吴普本草》:大豆黄卷。神农、黄帝、雷公:无毒。采无时。去面皯……此法大豆初出黄土芽是也。

《名医别录》:大豆黄卷,无毒。主治五脏胃气结积,益气,止毒,去黑皯,润泽皮毛。

《本草经集注》:大豆黄卷,味甘,平,无毒。主治湿痹,筋挛,膝痛。五脏胃气结积,益气,止毒,去黑皯,润泽皮毛。

《图经本草》:大豆黄卷及生大豆,生泰山平泽,今处处有之。黄卷是以生豆为糵,待其芽出,便暴干取用。方书名黄卷皮,今妊妇药中用之。大豆有黑、白二种,黑者入药,白者不用。

祝按:苏颂明确指出,古代大豆黄卷之原料为黑豆所制,非现今黄豆为原料。

李时珍在**《本草纲目》**"黄大豆"条云:"大豆有黑、青、黄、白、斑数色,惟黑者入药。"李时珍又在"大豆黄卷"条引陶弘景语:"黑大豆为糵牙,生五寸长,便干之,名为黄卷,用之熬过,服食所须。"李时珍又在"大豆"条云:"黑者名乌豆,可入药,及充食,作豉。"

综上所述:《神农本草经》所载之大豆黄卷,为豆科植物黑大豆 *Glycine max*(L.)Merr.的黑色种子所制成。现今临床所用大豆黄卷为豆科植物大豆 *Glycine max*(L.)Merr.种皮为黄色的种子所制成。

湿痹:痹证之一。指风寒湿邪侵袭人体肢节、经络,其中又以湿邪为甚的痹证。在古代医药文献中,又名著痹、着痹。《金匮要略·痉病暍[①]病脉证治》:"太阳病,关节疼痛而烦,脉沉而细者,此名湿痹。"症见肢体重着,肌肤顽麻,或肢节疼痛,痛处固定,阴雨则发。

筋挛:中医病证名。指肢体筋脉收缩抽急,不能舒转自如。多因外感寒邪,或血少津亏,经脉失于荣养所致。《灵枢·刺节真邪》载:"虚邪之中人也,洒淅动形,起毫毛而发腠理。其入深,内搏于骨,则为骨痹。搏于筋,

① 暍:音耶。一表中暑,伤暑。《汉书·武帝纪》载:"夏,大旱,民多暍死。"二表热。《农政全书》载:"岁交热化,不雨不旸,昼晦夜暍。"

则为筋挛。”可见于中风、痹、麻风、破伤风、痉病等。

膝痛:膝,为大小腿交接部分,内有股骨和胫骨连接而成膝关节,前有髌骨,后有腘骨。腿部主要肌肉的肌腱(筋)均汇集于膝。《素问·脉要精微论》载:“夫五脏者,身之强也。头者精明之府……膝者筋之府,屈伸不能,行则偻附,筋将惫矣。”膝痛,指膝部肌肉、经脉及骨节作痛。

药物解读

《中华人民共和国药典》一部收载:大豆黄卷,为豆科植物大豆 *Glycine max*(L.)Merr.的成熟种子经发芽干燥的炮制加工品。

【性味归经】性平,味甘。归脾、胃、肺经。

【功能主治】解表祛暑,清热利湿。用于暑湿感冒,湿温初起,发热汗少,胸闷脘痞,肢体酸重,小便不利。

【药材(饮片)鉴别要点】

大豆黄卷略呈肾形,长约 8mm,宽约 6mm。表面黄色至黄棕色,微皱缩,一侧具有明显的脐点;一端有一弯曲的胚根。外皮质脆,多破裂或脱落。子叶 2,黄色。气微,味淡,嚼之有豆腥味。

医籍论选

豆黄卷,味甘,气平。利水泻湿,达木舒筋。

《金匮》薯蓣丸,用之,以其泻湿而疏木也。

大豆黄卷专泻水湿,善达木郁,通腠理而逐湿痹,行经脉而破血癥,疗水郁腹胀之病,治筋挛膝痛之疾。黑大豆长于利水而行血,及其芽生而为黄卷,更能破瘀而舒筋,以其发舒通达,秉之天性也。黑豆芽生五寸,干之为黄卷。

——清·黄元御《长沙药解》

代赭

代赭，味苦寒。主鬼注，賊風，蠱毒。殺精物惡鬼，腹中毒，邪氣，女子赤沃漏下。一名須丸。生山谷。

【处方用名】赭石——氧化物类矿物刚玉族赤铁矿，主含三氧化二铁（Fe_2O_3）。

【经文】代赭，味苦寒。主鬼注，贼风，蛊毒。杀精物恶鬼，腹中毒，邪气，女子赤沃漏下。一名须丸。生山谷。

本经要义

代赭：异名须丸（《神农本草经》）、赤土（《说文解字》）、血师（《名医别录》）、赤石（《新修本草》）、丁头代赭（《图经本草》）、紫朱（《普济方》）、代赭石（《本草纲目》《中药志》）、赤赭（《四川中药志》），土朱（《仁斋直指方》）等。

赭石，始记载于《神农本草经》，原名代赭，列为下品。李时珍云："赭，赤色也。代，即雁山也。"《山海经·西山经》郭璞[①]注："赭，紫赤色。"据此，赭石诸名中凡有"紫""朱""赤""红""血"者皆为其色。"代"者，为古州名。治所在现今山西省代县。《隋书·地理志中》载："雁门郡，后周置肆州。开皇五年改为代州。"代赭出代州，其色赭，故名。血师，疑为"血石"之音讹。李时珍又云："今俗呼为土朱、铁朱。《管子》云：山上有赭，其下有铁。铁朱之名或

---

① 郭璞：东晋文学家，训诂学家。山西人。著有《尔雅注》《尔雅青》《尔雅图赋》，集尔雅学之大成。

缘此。不独因其形色也。”“山上有赭，其下有铁”。此类似于现代地球化学中指示元素之作用，如有头花蓼植物之处有铜矿。《图经本草》载：“今医家所用，多择取大块，其上文头有如浮沤丁者为胜，谓之丁头代赭。”药用赭石为氧化物类刚玉族矿物赤铁矿，晶体结构属三方晶系，其中作为药用的赤铁矿系沉积作用的产物，为鲕①状、豆状、肾状、土状等集合体。这些鲕状、豆状、肾状等结构表现在矿石面上，就是乳头状之“钉头”。《神农本草经》有“须丸”之名，或因其矿石结构似药丸状而名之。商品药材又以色棕红，其断面层叠状，有明显钉齿，松脆易剥落者为佳，故称老式钉赭石；色红黑、钉齿极少且不明显、坚硬不易击碎者为生块，质次，称之为新式钉赭石。

代赭本草溯源

《名医名录》：代赭，味甘，无毒。主带下百病，产难。胞衣不下，堕胎，养血气，除五脏血脉中热，血痹血瘀，大人小儿惊气入腹，及阴痿不起。一名血师。生齐国，赤红青色，如鸡冠有泽，染爪甲不渝者良，采无时。

《本草经集注》：代赭，味苦、甘、寒、无毒……旧说云是代郡②城门下土。江东久绝，顷魏国所献，犹是波间赤土尔，非复真物，此于俗用乃疏，而为仙方之要，并与戎盐，卤咸皆是急须。

《图经本草》：代赭，生齐国山谷，今河东京东山中亦有之，以赤红青色如鸡冠有泽，染爪甲不渝者良……今医家所用，多择取大块，其上纹头有如浮沤丁者为胜，谓之丁头代赭……

《本草纲目》代赭石“释名”项，李时珍云：“赭。赤色也。代，即雁门也。今俗呼为土朱、铁朱。管子云：山上有赭，其下有铁。铁朱之名或缘此，不独因其形色也。”在“集解”项，李时珍云：赭石处处山中有之，以西北出者为良。宋时处州岁贡万斤。崔昉《外丹本草》云：代赭，阳石也。与太一余粮并生山峡中。研之作朱色，可点书，

① 鲕：音而。鱼卵。

② 代郡：古地名。南北朝时有两个代郡：一为北魏太和十七年(493年)置，治所在平城县(今山西省大同东北)；二为东魏太平二年(535年)置，治所在今山西省忻州市西北。

又可罨[1]金益色赤。张华[2]以赤土拭宝剑,倍益精明,即此也。"

综上所述:《神农本草经》所记载代赭,与现今临床所用赭石一致。

鬼注:病名,指突发心腹刺痛,甚或闷绝倒地,并能传染他人的一类病证。又有劳瘵、劳极、传尸、尸注、鬼疰等名。

鬼注之古医籍解

《济生方》劳瘵:"夫劳瘵一证,为人之大患,凡患此病者,传变不一,积年染疰,甚至灭门。"说明本病缓慢而相互传染。由于劳伤正气,正不胜邪,而感劳虫所致,症见恶寒、潮热、咳嗽、咯血、饮食减少、肌肉消瘦、疲乏无力、自汗盗汗等,即传统中医之肺痨。

《诸病源候论》尸病诸侯·尸注候:"尸注病者,则是五尸内之尸注,而挟外鬼邪之气,流注身体,令人寒热淋沥,沉沉默默,不的知所苦,而无处不恶。或腹痛胀满,喘急不得气息,上冲心胸,傍攻两胁;或磥块踊起;或挛引腰脊;或举身沉重,精神杂错,恒觉昏谬。每节气改变,辄致大恶,积月累年,渐就顿滞,以至于死。死后复易傍人,乃至灭门。以其尸病注易傍人,故为尸注。"

《诸病源候论》注病诸侯·鬼注候:"注之言住也,言其连滞停住也,人有先无他病,忽被鬼排击,当时或心腹刺痛,或闷绝倒地,如中恶之类,其得瘥之后,余气不歇,停住积久,有时发动,连滞停住,乃至于死。死后注易傍人,故谓之鬼注。"

贼风:泛指风邪。

蛊毒:病名,一指寄生虫病。二指现今细菌性或病毒性传染病。《诸病源候论》蛊毒病诸候上·蛊毒候:"凡蛊毒有数种,皆是变惑之气。人有故造作之,多取虫蛇之类,以器皿盛贮,任其自相啖食,唯有一物独在者,即谓

---

① 罨:音演。表掩盖。

② 张华:张华(232—300),范阳方城人。西晋时期政治家、文学家、藏书家,一生著书颇多。《博物志》是其代表作。

之为蛊。便能变惑，随逐酒食，为人患祸。患祸于他则蛊主吉利，所以不羁之徒，而畜事之。又有飞蛊去来无由，渐状如鬼气者，得之卒重。凡中蛊病，多趋于死。以其毒害势甚，故云蛊毒。”

杀精物恶鬼：精物又称“鬼精物”，泛指导致严重疾病的邪气。鬼，其义有二：一是指可导致严重疾病的邪气；二是指古人想象中的怪异生物。古人认为能够伤害人而使人患病。精，即精魅，指传说中的鬼怪。恶鬼是指具有扑朔迷离、不可琢磨的迷乱现象。亦即患者神志方面的疾患。杀精物恶鬼：即养精神、安魂魄之意。

腹中毒，邪气：泛指各种致病邪毒。

赤沃漏下：泛指女性带下病。“沃”指女子白带过多。

药物解读

《中华人民共和国药典》一部收藏：赭石，为氧化物类矿物刚玉族赤铁矿，主含三氧化二铁（Fe_2O_3）。

【性味归经】性寒，味苦。归肝、心、肺、胃经。

【功能主治】平肝潜阳，重镇安神，降逆，凉血止血。用于眩晕耳鸣，呕吐，噫气，呃逆，喘息，吐血，衄血，崩漏下血等。

【鉴别要点】

1. 药材鉴别　原矿石为鲕状、豆状、肾状集合体，呈不规则的扁平块状。暗棕红色或灰黑色，条痕樱红色或红棕色，有的可见金属光泽。一面多有圆形的突起，可称“钉头”；另一面与突起相对应处有同样大小的凹窝。体重，质硬，砸碎后断面显层叠状，俗称“层纹”。气微，味淡。

2. 饮片鉴别　煅赭石为粗粉末，暗褐色至紫褐色，其光泽消失，质地变酥易碎，磁性有所增加。醋赭石形同煅赭石，酸气味。

【拓展阅读——中药须知鉴别专用术语】

条痕：系指矿石类药物在白色无釉瓷板上刻画时所留下的痕迹。

钉头：特指赭石上有圆形乳头状凸起。

凹窝：特指赭石与凸起面相对应的另一面有同样大小的凹窝。

层纹：特指砸碎赭石后其断面呈层叠状，且每层均依“钉头”呈波浪状弯曲。

医籍论选

赭石,铁之精也。其色青赤,气味苦寒。禀水石之精,而得木火之化。主治鬼疰贼风蛊毒者。色赤属火,得少阳火热之气……故治贼风蛊毒也。杀精物恶鬼,所以治鬼疰也。腹中毒,所以治蛊毒也。邪气,所以治贼风也。赭石,一名血师,能治冲任之血,故治女子赤沃漏下。

——清·张志聪《本草崇原》

天地者阴阳之体,水火者阴阳之用也。肾为坎水,代赭气寒益肾,则肾水中一阳上升;心为离火,代赭味苦益心,则心火中一阴下降。水升火降,阴阳互藏其宅,而天地位矣,故鬼疰、邪气、精魅恶鬼、贼风毒邪不能相干,即或有邪,亦必祛逐也。寒可清热,苦可泄邪,所以又主蛊毒及腹中邪毒也。

——清·叶天士《本草经解》

冬灰，味辛，微溫。主黑子，去肬息肉，疽蝕，疥瘙。一名藜灰。生川澤。

冬灰

【处方用名】藜灰——藜科 Chenopodiaceae.

【经文】冬灰，味辛，微温。主黑子，去肬息肉，疽蚀，疥瘙。一名藜灰。生川泽。

本经要义

冬灰：冬，一年四季的最后一季，农历十月至十二月。《说文解字·夂部》载："冬，四时尽也。"灰，物质燃烧后剩下的粉末状的东西，如炭灰、纸灰、柴灰、草灰等。《释名·释天》载："火死为灰。"《说文解字·火部》载："灰，死火余㶳[1]也。"《字汇·火部》载："灰，火过为灰。"冬灰，李时珍云："冬灰，乃冬月灶中所烧薪柴之灰也。专指作蒿藜之灰。"

藜，俗名灰藋菜、灰菜、白藜、灰灰菜。为藜科藜属植物藜 *Chenopodium album* L.的全草。全草嫩时可食。此草冬月枯槁，堆而缓缓烧成灰，即冬灰名之由来。苏敬《新修本草》注云："桑薪灰最入药用，疗黑子疣赘，功胜冬灰……然冬灰本是藜灰，余草不真。"藜灰为正，草木之灰，其组成概相似，主要成分为 K_2CO_3。（曹元宇）

《名医别录》载："冬灰，生方谷。"李时珍曰："冬灰，乃冬月灶中所烧薪柴之灰也。专指作蒿藜

---

① 㶳：音尽。同"烬"。凡物体燃烧后剩下的东西。凡草烧之即烬，而丹砂烧之成水银。

之灰,亦未必然。原本一名藜灰,生方谷川泽,殊为不通。此灰既不当言川泽,又岂独方谷乃有耶?今人以灰淋汁,取硷浣衣,发面令皙,治疮蚀恶肉,浸蓝靛染青色。"

祝按:李时珍认为,本草文献冬灰原指蒿藜(灰灰菜)燃烧后之灰为正。然,柴草之灰也同等入药。《神农本草经》所载之冬灰,为藜 *Chenopodium album* L.的成熟全草,冬天干枯后所燃烧后的灰。藜,民间又称为野冬苋菜、灰菜。这可能为冬灰之名由来原因之一尔。

黑子:《诸病源候论》黑痣候载:"黑痣者,风邪搏于血气,变化生也。夫人血气充盛,则皮肤润悦,不生疵瘕。若虚损,则黑痣变生。然黑痣者,是风邪变其血气所生也。若生而有之者,非药可治。面及体生黑点,为黑痣,亦云黑子。"

肬息肉:"肬"通"疣",皮肤病,俗称"瘊子",也叫肉赘。皮肤上出现针头至黄豆大小之疙瘩,表面粗糙,一般不痛不痒。"息"通"瘜","息肉"即"赘肉""肬息肉",泛指"扁平疣"一类皮肤病。

疽蚀:"疽",中医病名。《灵枢·痈疽》载:"黄帝问曰:何谓疽?岐伯曰:热气淳盛,下陷肌肤,筋髓枯,内连五脏,血气竭,当其痈下,筋骨良肉皆无余,故命曰痈。疽者,上之皮夭以坚,上如牛领之皮。痈者,其皮上薄以泽。此其候也。"疮面深而恶者为"疽",为气血受毒邪所阻滞,发生于肌肉筋骨间的疮肿。"蚀"即蚀疮,亦称阴疮、阴伤、恶疮蚀、阴蚀疮等,症见或痛或痒,甚则脓血淋漓。"蚀",又有"侵蚀"之义。"疽蚀",指痈疽溃烂、脓血淋漓、久治不愈等。

疥瘙:非指现今之疥疮。为古代一种节结性皮肤瘙痒性疾病。

药物解读

《中药大辞典》收载:草木灰。异名:冬灰、藜灰、薪柴灰。为柴草烧成的灰。

【性味】性温,味辛。

【功能主治】治疗大骨节病,蚀痈疽恶肉等。

谢观等所编《中国医学大辞典》载:冬灰。冬月灶中所烧薪柴之灰。

【性味】辛,微温,有毒。

【功用】治心腹冷气痛,血气绞痛,水肿,溺死,冻死,阴冷疼闷。疗犬咬伤，烫火伤，痈疽恶肉，黑子，赘肬，息肉，疥痒。

医籍论选

冬灰，诸家止解灰而不解冬，亦其阙也。诸灰一烘而成，惟冬灰则经三四月方彻炉，灰即晓夕烧灼，其力得不全燥烈乎？而又体益重。今一爇而成者体轻，盖火力劣，故不及冬灰耳。

——宋·寇宗奭《本草衍义》

蜚虻

【处方用名】虻虫——虻科 Tabanidae.

【经文】蜚虻，味苦微寒，主逐瘀血，破下血积坚痞癥瘕，寒热，通利血脉及九窍。生川谷。

本经要义

蜚虻：“蜚”，音飞。草螽，昆虫名。“虻”同“芒”。“芒”，尖刺，刀剑的锋芒。《类篇·虫部》载：“虻，齧人飞虫。”此虫头部有刺，雄虫吸食植物汁液，雌虫吸食人畜血液，故名虻虫，尤喜啖牛、马之血，故称牛虻、牛魔蚊。李时珍云：“虻以翼鸣，其声虻虻，故名。”因形如苍蝇而体大，故又有牛蝇子、牛苍蝇等名。

蜚虻本草溯源

《名医别录》：蜚虻，有毒。主女子月水不通，积聚，除贼血在胸腹五脏者，及喉痹结塞。生江夏。五月取，腹有血者良。

《本草经集注》：蜚虻，味苦，微寒，有毒……此即今啖牛马血者，伺其腹满掩取干之，方家皆呼为虻虫矣。

《图经本草》：蜚虻状如蜜蜂，黄色，医方所用虻虫即此也。又有一种小虻名鹿虻，大如蝇，咂牛马亦猛……而方家相承只用蜚虻。

蜚虻，味苦微寒，主逐瘀血，破下血積堅痞癥瘕，寒熱，通利血脈及九竅。生川谷。

李时珍《本草纲目》"蜚虻"条云：采用须从陶(弘景)说。

《四川中药志》(1960年版)：虻虫。别名牛蚊子、牛苍蝇、牛魔蚊。为虻科虻属动物牛虻 Tabanus sp.及其他种虻的干燥全体。

综上所述：《神农本草经》所载蜚虻，为现今虻科虻属动物昆虫华虻 *Tabanus mandarinus* Schiner.及同属其他多种昆虫的雌性干燥全体。

瘀血：血液淤滞体内，包括血溢经脉外而积存于组织间隙，或因血液运行受阻而滞留于经脉内，以及淤积于器官内的血液。可因病致瘀，如跌打损伤、月经闭止、寒凝气滞、血热妄行等；也可因瘀致病，引起气机阻滞，经脉阻塞，瘀热互结，积瘀成瘕，甚至蓄血发狂等。

破下血积坚痞癥瘕：应为"下血，破积坚痞癥瘕"。下血作"散血"解，散瘀血。积坚痞癥瘕，作"癥瘕积聚"解。癥瘕积聚，为腹内积块，或胀或痛的一类病证。癥和积，是有形的，且固定不移，痛有定处，病在脏，属血分；瘕和聚是无形的，聚散无常，痛无定处，病在腑，属气分。积聚以中焦病变为多，癥瘕以下焦病变及妇科疾病为多，因而又有不同的名称。癥瘕积聚的发生，多因情志抑郁，饮食内停，致使肝脾受损，脏腑失和，气机阻滞，瘀血内停，日久渐积而成。正气不足是该病发生的主要原因。

寒热：一是指寒证和热证的合称。二是指寒热相兼的病证。指邪气之寒热性质。常与"邪气"联系。三是指寒热相兼的病证。四是指疾病的症状，即病后发冷发热之症状表现。

祝按：寒热，为中医八纲辨证中鉴别疾病属性的两个纲领："阳胜则热，阴胜则寒。"寒热是阴阳偏胜偏衰的具体表现，辨别疾病的属寒属热，对确定治疗原则有着重要意义。中医治法之"寒者热之，热者寒之"，是立法处方遣药的重要依据。

通利血脉：作"活血通络""活血祛瘀"等解。

九窍：头部七窍(眼二、鼻二、耳二、口一)及前后二阴。

药物解读

虻虫，《中华人民共和国药典》正文中不载。在2010年版一部附录Ⅲ·

成方制剂中本版药典未收载的药材和饮片中收载:“虻虫,为虻科昆虫复带虻 *Tabanus bivittatus* Matsumura.等的雌虫体。”

《中药材手册》(1959 年版)载:虻虫,品种来源甚多,主要为虻科虻属雁虻 *Tabanus pleskei* Krober.布虻(佛光虻)*Tabanus budda* Portschinsky.江苏虻 *Tabanus kiangsuensis* Krober.及其同属多种昆虫的雌性虫体和黄虻属昆虫双斑黄虻 *Atylotus bivittateinus* Takahasi.的雌性虫体。

【拓展阅读——临床效用】

虻虫,又名木虻、蜚虻(《神农本草经》),牛虻(《本草崇原》)。现今虻虫药材商品,为虻科虻属动物华虻及同属多种昆虫和黄虻属双斑黄虻的雌性全体。

综合历代本草文献所述,虻虫味苦、微咸,性凉,有毒,归肝经。其功能为破血通经,逐瘀消癥。主治血瘀经闭,产后恶露不尽,干血痨,少腹蓄血,癥瘕积聚,跌打损伤,痈肿,喉痹等。

虻虫破血逐瘀之功与水蛭相似,两者常配伍而用,以治疗血瘀经闭、癥瘕积块等瘀血阻滞之证。如治疗血瘀经闭,产后恶露不尽,脐腹作痛之地黄通经丸;治疗伤寒蓄血发狂,少腹硬满,小便自利之抵当汤、抵当丸等,均以虻虫、水蛭同用。

【临床药师、临床医师注意事项】

虻虫的雌虫刺咬人畜吸血,会引起伤者剧烈疼痛,出现红肿,或突起斑块、水疱、奇痒等中毒反应。解救处置:如出现腹痛,可服用云南白药,每次 1~3g,日服 3 次。如出现恶心呕吐,用绿豆(赤小豆亦可)、甘草各 10~15g,煎汁服。如出现昏迷或休克,可用半枝莲 30g、拳参 15g、甘草 10g,煎服,每次 100ml,每 3 小时服 1 次。

张廷模《临床中药学》:虻虫,苦,微寒。有小毒。归肝经。破血逐瘀消癥。主治血瘀经闭,癥瘕积聚,跌打损伤。用法用量:煎服,1~1. 5g;研末服,0. 3g。孕妇忌用。

医籍论选

虻虫一名蜚虻,大如蜜蜂,腹凹褊,微黄绿色,性啖牛马血。

虻乃吮血之虫,性又飞动,故主逐瘀积血,通利血脉、九窍。《伤寒论》:太阳病,表不解,随经瘀热在里,抵挡汤主之。内用虻虫、水蛭、大黄、桃仁。

近时儿医治痘不起发，每加牛虻。此外，未之用也。

——清·张志聪《本草崇原》

虻虫，破血堕胎。虻虫专入肝。微苦微咸，气寒有毒。善啮牛马猪血，因其性以为用，故以之治一切血结诸病，故凡病血蓄而见身黄脉结，腹痛如狂，小便利，并坚瘕块疟母，九窍闭塞者，服之自克有效……宜入肝脏血分而散之矣。河间云：虻食血而治血，因其性而为用也。仲景合水蛭，用此以治太阳蓄血如狂，亦是此意。但性属恶毒，以此治病，是犹刑罚之治盗贼，非得已也。

——清·黄宫绣《本草求真》

虻虫，味甘，微寒。入足厥阴肝经。善破瘀血，能化宿癥。

《金匮》抵挡汤。用之治血结膀胱，少腹硬满。大黄䗪虫丸，用之治虚劳腹满，内有干血，以其破瘀而消癥也。虻虫苦寒，专破浮结之血，最堕胎孕。炒枯，去翅足，研细用。

——清·黄元御《长沙药解》

粉锡

粉錫，味辛寒。主伏屍毒螫，殺三蟲。一名解錫。錫鏡鼻，主女子血閉，癥瘕，伏腸，絕孕。生山谷。

【处方用名】铅粉——铅经加工而成的白色粉末。

【经文】粉锡，味辛寒。主伏尸毒螫，杀三虫。一名解锡。锡镜鼻，主女子血闭，癥瘕，伏肠，绝孕。生山谷。

本经要义

粉锡：异名胡粉（《黄帝九鼎神丹经诀》），定粉（《药性论》），锡粉、铅白（《石药尔雅》），光粉（《日华子本草》），铅灰［（重修政和经史证类备急本草），简称（《政和本草》）］，白粉、瓦粉（《汤液本草》），铅白霜（《世医得效方》），紫背铅（《本草述》），宫粉（《药材学》），铅华、官粉（《本草纲目》）等。

铅粉，始载于《神农本草经》，原名粉锡，列为下品。《开宝本草》载："《本经》呼为粉锡，然其铅粉也。"在古代，铅、锡常混称不分，铅，锡之类也。《广韵·仙部》载："铅，锡之类也。"《玉篇·金部》载："铅，黑锡也。"李时珍在《本草纲目》粉锡"释名"项曰："铅、锡一类也。古人名铅为黑锡，故名粉锡。""粉"，指本品为粉末；"锡"，指本品为"黑锡"，为铅之别称。《博物志》言称："烧铅锡成胡粉。"乃以"铅锡"作"铅"之复词。陶弘景："即今化铅所作胡粉也。"

早在先秦时期，铅粉就已被用作白色颜料和化妆粉。“未铅黛所以饰容，而盼倩生于淑姿”。李时珍云：“胡者糊也，和指以糊面也。”铅粉因此有胡粉之名。“解锡”，有“解化铅锡”之义。物质燃烧后的残留物曰“灰”，因本品为“烧铅锡”而成，故称“铅灰”。定、瓦、光、皿、官、韶、辰诸粉，李时珍言：“定、瓦言其形，光、白言其色。俗呼吴越[①]者为官粉，韶州[②]者为韶粉，辰州[③]者为辰粉。”

粉锡本草溯源

《名医别录》：粉锡，无毒。去鳖瘕，治恶疮，堕胎，止小便利。

《本草经集注》：粉锡，味辛，寒，无毒……即今化铅所作胡粉也。其有金色者，治尸虫弥良，而谓之粉锡，事与经乖。

《图经本草》：铅丹，黄丹也。粉锡，胡粉也。二物并是化铅所作。

《本草纲目》：铅、锡一类也，古人名铅为黑锡，故名粉锡。释名曰：胡者糊也，和脂以糊面也。

综上所述：《神农本草经》所载之粉锡为矿物铅经过加工制成的白色粉末。

伏尸：病证名。多为湿热积聚体内所致。《诸病源候论》伏尸候：“伏尸者，谓其病隐伏在人五脏内，积年不除。未发之时，身体平调，都如无患。若发动，则心腹刺痛，胀满喘急，其汤熨针石。别有正方，补养宣导。”

毒螫：“螫”，毒虫或毒蛇咬刺。《说文解字 · 虫部》载：“螫，虫行毒也。”《农政全书》载：“若怕蜂螫，压薄荷叶嚼细，涂在手面，其蜂自然不螫。”“毒螫”，泛指虫、蛇咬伤。

药物解读

《中药大辞典》收载：铅粉，为铅加工制成的碱式碳酸铅 $2PbCO_3 \cdot Pb(OH)_2$。

---

① 吴越：古地名。今苏州、杭州一带地区。

② 韶州：古地名。治在广东省曲江县，相当于现今广东韶关市。

③ 辰州：古地名。治所在今湖南省怀化市洪江市的黔城镇（后移沅陵），辖地相当于今湖南省沅陵江以南的沅江流域等地。

【性味归经】性寒,味甘、辛。有毒。归脾、肾经。

【功能主治】消积燥湿,杀虫解毒,收敛生肌。用以治疗疳积、虫积腹痛、痢疾、癥瘕、疟疾、疥癣、痈疽溃疡、湿疹、口疮、丹毒、烫伤、狐臭等。

【用法用量】本品有毒。内服0.9~1.5g。多入丸散剂;不入煎剂。外用:研末调敷,或煎膏外贴。

【药材(饮片)鉴别要点】

本品呈白色粉末状,有时聚结呈块状,手捻即散。不透明。体重,质细腻润滑,手触之染指。无臭,味酸,不溶于水及乙醇,能溶于碳酸及稀硝酸。

高天爱等所编《矿物药真伪鉴别及应用》:红丹(铅丹)。本品为铅的人工加工品。主要成分为四氧化三铅(Pb_3O_4)。本品是生产黑膏药的重要原料。性微寒,味辛、咸,有毒。归心、脾、肝经。功用:解毒,生肌,坠痰,镇惊。用于痈疽,溃疡,金疮出血,口疮,目翳,烫伤灼伤,惊痫癫狂,疟疾,痢疾,吐逆反胃等。

医籍论选

伏尸者,伏于泉下之尸,相瘌而为传尸鬼疰之病。铅粉从黑变白,从阴出阳,故主治伏尸。禀水气而性寒,故消螯毒。禀金气而味辛,故杀三虫。

愚按:黄丹、铅粉皆本黑锡所成,而变化少有不同。变白者,得金水之气而走气分;变赤者,得火土之气而走血分。黄丹禀火土之气,故入膏丹,主痈疽恶疮之用。今时则用铅粉收膏药,以代黄丹。

——清·张志聪《本草崇原》

附　铅霜

【基原】为用铅加工制成的醋酸铅。

【制法】用氧化铅22份,乙酸12份。将醋酸放入瓷皿中,投入氧化铅,初起常温,次加微温使之溶解,并趁热过滤,放冷,即析出醋酸铅结晶。然后置于漏斗上,滴出液分,再扩布于纸上,于常温干燥。如要精制,可将上述制品溶于同等量的沸水中,加稀酸少许,趁热过滤,放冷结晶,即得纯净的醋酸铅(铅霜)。

铅霜呈针晶或板状结晶体。白色,具金属样光泽。体重,于干燥空气中易风化成颗粒或粉末,失去金属光泽。无臭,味酸。易溶于水或甘油,稍溶于乙酸，不溶于醚。其水溶液有甜味。

【性味归经】性寒，味甘、酸；有毒。归心、肺经。

【功能主治】解毒敛疮，止血，坠痰镇惊。主治牙疳、口疮、溃疡、鼻衄、痰热惊痫等。

【用法用量】本品有毒，内服慎用，研末1~3g，或入丸散剂。外用：研末撒；或配成膏剂外涂。

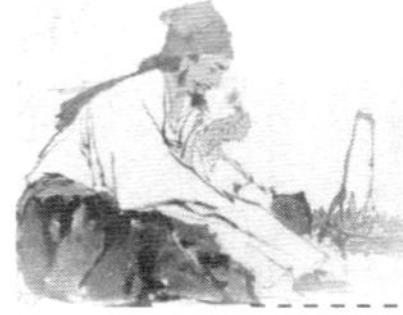

干姜

乾薑，味辛溫。主胸滿咳逆上氣，溫中止血，出汗，逐風濕痹，

腸澼，下利，生者尤良。久服去臭氣，通神明。生川谷。

【处方用名】干姜——姜科 Zingiberaceae.

【经文】干姜，味辛温。主胸满咳逆上气，温中止血，出汗，逐风，湿痹，肠澼，下利，生者尤良。久服去臭气，通神明。生川谷。

本经要义

干姜："干"表干燥。《集韵·寒韵》载："干，燥也。"《诗经·中谷有蓷》载："中谷有蓷，暵其干矣。"孔颖达疏："暵然其干燥矣。"又表没有水分或水分很少，与"湿"相对。清代朱骏声《说文通训定声》载："干，叚借为乾。"《释名·释饮食》载："干饭，饭而暴干之也。"毕沅疏证："干与乾音同得相假借。"姜，《集韵·阳韵》载："薑，《说文》：'御湿之菜'，或有。"《论语·乡党》载："不撤姜食，不多食。"《吕氏春秋·本味》载："和之美者：阳樸之姜，招摇之桂。"宋代陆游《新凉》载："菰首初离水，姜牙浅渍糟。"

姜，以干姜之名始载于《神农本草经》，列为上品。但经文中有"生者尤良"之说，说明生姜与干姜为同一物。生姜亦应始载于《神农本草经》。陶弘景在其《名医别录》《本草经集注》中首将生姜独立立项。至此，姜分为干姜和生姜，分别入药。

干姜，是以鲜老姜（习称生姜）晒干（或烘干）而成，故名干姜。李时珍云："干姜以母姜造之。"

说明干姜(包括生姜)应该用姜之母姜为准。另,古法炮制干姜多以水浸泡。故又称之为“泡姜”(非炮姜)。商品药材习惯认为四川犍为产者质量最佳,因而呼之“犍干姜”。

干姜本草溯源

《吴普本草》无干姜单列项。在其“薪蓂”中云:“薪蓂……恶干姜、苦参。”

《名医别录》:“干姜,大热,无毒。主治寒冷腹痛,中恶,霍乱,胀满,风邪诸毒,皮肤间结气,止唾血。生姜,味辛,微温。主治伤寒头痛、鼻塞,咳逆上气,止呕吐。生犍为[①]及荆州、扬州。九月采。

《本草经集注》:干姜,味辛,温,大热,无毒……生姜,味辛,微温。主伤寒头痛鼻塞……干姜,今惟出临海、章安[②],两三村解作之。蜀汉姜旧美,荆州有好姜,而并不能作干者。凡作干姜法,水淹三日毕,去皮置流水中六日,更去皮,然后晒干,置瓮缸中,谓之酿也。

《图经本草》:生姜,生犍为[③]山谷及荆州、扬州。今处处有之,以汉、温、池州者为良……秋采根,于长流水洗过,日晒为干姜。汉州干姜法:以水淹姜三日,去皮,又置流水中六日,更刮去皮,然后暴之,令干,酿于瓮中,三日乃成也。

---

① 犍为:犍,音潜。犍为,地名,非指现今犍为县。古之犍为,为郡名,西汉建元六年(公元前135年)置。南朝治所在僰道(今四川省宜宾市西南)。辖境相当于今四川省简阳、新津以南,大足、合江、贵州绥阳以西,岷江下游,大渡河下游,金沙江下游以东,云南会泽,贵州水城、金沙以北地区。僰道:僰,音脖。我国古代西南地区少数民族名,称僰人。春秋前后居住在以僰道为中心的今四川南部以及滇东一带。《说文解字·人部》载:“僰,犍为蛮夷。”段玉裁注:“犍为郡有僰道县,即今四川叙州府治也,其人民曰僰。”《吕氏春秋·恃君览》载:“僰……多无君。”《史记·西南夷列传》载:“巴蜀民或窃出商贾,取其筰马、僰僮、髦牛,以此巴蜀殷富。”张守节《正义》云:“今益州南戎州北临大江,古僰国。”明代杨慎《南诏野史·云南》载:“僰人,一名百夷,又名摆夷,性耐暑热。”僰道,即段玉裁所注:古犍为郡之叙州府地。

② 临海、章安:先后为古代临海郡的治所。临海郡,三国吴太平二年设置,治所在临海郡,不久移至章安(今临海东南),辖境相当于现今象山港以南,天台、缙云、丽水、龙泉以东地区。

③ 犍为:此处“犍为”,不是指现今“犍为县”境,而是指古代“犍为郡”全境辖区。

李时珍在《本草纲目》中将生姜与干姜分别收载之。李时珍云："按许慎说文，姜作薑[①]，云御湿[②]之菜也。王安石字说云：薑能疆御百邪[③]，故谓之薑。初生嫩者其尖微紫，名紫姜；或作子姜，宿根[④]谓之母姜也。"干姜并非生姜晒干之品也。

李时珍："姜宜原湿沙地。四月取母姜种之。五月生苗如初生嫩芦，而叶稍阔似竹叶，对生，叶亦辛香……采食无筋，谓之子姜。""干姜以母姜造之……干姜能引血药入血分，气药入气分，又能去恶养新，有阳生阴长之意，故血虚者用之；而人吐血、衄血、下血，有阴无阳者，亦宜用之。乃热因热用，以治之法也。"

《本草备要》在干、生姜条云："母姜晒干者为干姜，炮黑者为黑姜。"

综上所述：古今所用生姜、干姜，其植物来源和药用部位相一致。但其干姜之加工原料来源差异较大，古代和近代，干姜为姜之母姜加工炮制而成，现今干姜则是姜之子姜老者加工炮制而成，且为直接晒干品，其加工方法也与传统干姜加工方法不同。其临床疗效会有明显差异。与川乌与附子加工品同理。值得做进一步研究。

胸满：中医病证名，出自《素问·腹中论》。其载："黄帝问曰：有病心腹满，旦食则不能暮食，此为何病？岐伯曰：名为臌胀……有病膺肿颈痛胸满腹胀，此为何病？何以得之？岐伯曰：名厥逆。"《医宗金鉴》载："表实无汗，胸满而喘者，风寒之胸满也；里实便涩，胸满烦热者，热壅之胸满也；面目浮肿，胸满喘不得卧者停饮之胸满也；呼吸不快，胸满太息而稍宽者，气滞之胸满也……无寒热他病，惟胸满唇痿，舌青口燥，漱水不欲咽，乃瘀血之胸满也。"

---

① 薑：同"薑"。《说文解字》载："薑，禦湿之菜也。从草，彊声。"《广韵·阳韵》载"薑"同"薑"。

② 湿：非指药物之干湿，是指低下湿地。

③ 疆御百邪：指姜具有强力地抵御多种致病邪气的功效。

④ 宿根：此处宿根，系指生姜种根，又称母根，真正意义上的老姜，即加工炮制干姜之原料，现今将母姜所旁生之子姜加工成干姜，误矣！

咳逆上气：即咳嗽喘息。多见于支气管炎、慢性支气管哮喘、过敏性哮喘等。《诸病源候论》咳嗽病诸候·咳逆候："咳逆者，是咳嗽而气逆上也，气为阳，流行腑脏，宣发腠理，而气肺之所主也。咳病由肺虚感微寒所成，寒搏于气，气不得宣。胃逆聚还肺，肺则胀满，气遂不下，故为咳逆。其状咳而胸满气逆。"《诸病源候论》咳嗽病诸候·咳逆上气候："肺虚感微寒而成咳，咳而气还聚于肺，肺则胀，是为咳逆也。邪气与正气相搏，正气不得宣通，但逆上咽喉之间，邪伏则气静，邪动则气奔上，烦闷欲绝，故谓之咳逆上气也。"

《本经》言"主咳逆上气。"即治疗以咳嗽喘息为主要临床表现的病证，多见于慢性支气管哮喘及过敏性哮喘等。现代药理学不能证实当归有止咳平喘作用，而中医学认为当归具有活血作用，能够改善肺部的血液循环，缓解肺部的慢性炎症，是其治疗咳喘的原因所在。

温中止血："中"指中焦脾胃。若脾胃虚寒，则正常的消化吸收功能降低，不能正常运化而产生呕吐、腹泻或胸腹作痛之证候。此宜用温热药物以鼓舞其阳气，使之正常。这就叫温中。

止血指干姜具有止内出血之功能。

出汗：指干姜有发汗作用。

逐风：驱逐风邪。

湿痹：痹证之一。指风寒湿邪侵袭人体肢节、经络，其中又以湿邪为甚的痹证。在古代医药文献中，又名著痹、着痹。《金匮要略·痉病暍病脉证治》："太阳病，关节疼痛而烦，脉沉而细者，此名湿痹。"症见肢体重着，肌肤顽麻，或肢节疼痛，痛处固定，阴雨则发。

生者尤良：生者为干姜不制也，非鲜生姜也。

药物解读

《中华人民共和国药典》一部收载：干姜为姜科植物姜 *Zingiber officinale* Rose.的干燥根茎。

【性味归经】性热，味辛。归脾、胃、肾、心、肺经。

【功能主治】温中散寒，回阳通脉，温肺化饮。用于脘腹冷痛，呕吐泄泻，肢冷脉微，寒饮喘咳。

【鉴别要点】

1. 药材鉴别　干姜药材呈扁平块状，具指状分枝，长 3～7cm，厚

1~2cm。表面灰黄色或浅灰棕色,粗糙,具纵皱纹及明显的环节。分枝处常有鳞叶残存,分枝顶端有茎痕或芽。质坚实,断面黄白色或灰白色,粉性或颗粒性,内皮层环纹明显,维管束及黄色油点散在。气香、特异,味辛辣。

2. 饮片鉴别　干姜饮片呈不规则纵切片或斜切片,可见指状分枝,长1~6cm,宽1~2cm,厚0.2~0.4cm。外皮灰黄色或浅棕黄色,粗糙,具纵皱纹及明显的环节。切面灰黄色或灰白色,略显粉性,可见较多的纵向纤维,有的呈毛状。质坚实,断面纤维性,气香,特异,味辛辣。

【临床药师、临床医师注意事项】

历版《中华人民共和国药典》和全国统编教材《中药学》收载:干姜为姜科植物姜之干燥根茎。考历代本草文献:干姜为姜之母姜。姜的根茎为母姜之子根。生姜有三义:一指干姜,即母姜之干燥品。二指母姜之子姜干燥品。三指世俗所称的生姜,应为鲜姜而言。在临床中,在运用经方治疗时一定要引起注意。

医籍论选

干姜用母姜晒干,以肉厚而白净,结实明亮如天麻者为良……干姜气味辛温,其色黄白,乃手足太阴之温品也。胸满者,肺居胸上,肺寒则满也。咳逆上气者,手足太阴之气不相通贯,致肺气上逆也。温中者,言干姜主治胸满咳逆上气,以其能温中也。脾络虚寒,则血外溢。干姜性温,故止血也。出汗者,辛以润之,开腠理,致津液通气也。逐风湿痹者,辛能发散也。肠澼下痢,乃脾脏虚寒。《伤寒论》云:脾气孤弱,五液注下,下焦不合,状如豚肝。干姜能温脾土,故治肠澼下痢。生者尤良,谓生姜能宣达胃气,用之尤良。

——清·张志聪《本草崇原》

胸中者,肺之分野,肺寒则金失下降之性,气壅于胸中而满也,满则气上,所以咳逆上气之症生焉,其主之者,辛散温行也。中者,土也,土虚则寒,而此能温之。止血者,以阳虚阴必走,得暖则血自归经也。出汗者,辛温能发散也。逐风湿痹者,治寒邪之留于筋骨也。治肠澼下痢者,除寒邪之陷于肠胃也。以上诸治,皆取雄烈之用,如孟子所谓"刚大浩然之气,塞乎天地之间也。"生则辛味浑全,故又申言"生者尤良"。即《金匮》治肺痿用甘草干姜汤,自注炮用,以肺虚不能骤受过辛之味,炮之使辛味稍减,亦一时之权宜。非若后世炮黑、炮灰，全失姜之本性也。

——清·陈修园《神农本草经读》

胸中者肺之分也，肺寒则金失下降之性，气壅于胸而满也；满则气上，所以咳逆上气之症生焉。其主之者辛散温行也。中者脾与胃也，脾胃为土，土赖火生，炮姜入肾助火，火在下谓之少火，少火生气，气充则中自温也。血随气行，气逆火动，则血上逆，炮姜入肾，肾温则浮逆之火气皆下，火平气降，其血自止矣。

出汗者，辛温能发散也。逐风湿痹者，辛温能散风湿而通血闭也。肠澼下痢，大肠之症，盖大肠寒则下痢腥秽，肺与大肠为表里，辛温温肺，故大肠亦温而下痢止也。

——清·叶天士《本草经解》

干姜燥热之性，甚与湿寒相宜，而健运之力，又能助其推迁，复其旋转之旧。盖寒则凝而温则转，是以降逆升陷之功，两尽其妙。仲景理中用之，回旋上下之机，全在于此，故善医泄利而调霍乱。凡咳逆齁喘、食宿饮停、气膨水胀、反胃噎膈之伦，非重用姜苓，无能为功。诸升降清浊、转移寒热、调养脾胃、消纳水谷之药，无以易此也。

——清·黄元御《长沙药解》

虎掌

虎掌，味苦溫。主心痛，寒熱，結氣，積聚，伏梁，傷筋，痿，拘緩，利水道。生山谷。

【处方用名】虎掌——天南星科 Araceae.

【经文】虎掌，味苦温。主心痛，寒热，结气，积聚，伏梁，伤筋，痿，拘缓，利水道。生山谷。

虎掌，味苦温，无毒。主治心痛，寒热，结气，积聚伏梁，伤筋痿拘缓，利水道。生山谷。(曹元宇辑注本)

本经要义

虎掌：虎，老虎，猛兽，属猫科动物。《说文解字》载："虎，山兽之君。"掌，一指手心，手掌。《说文解字·手部》载："掌，手中心。"王筠《句读》载："《增韵》：'掌，手心也。'谓指本也。"《论语·八佾》载："指其掌。"二指动物的脚掌。此处指老虎之脚掌。《孟子》载："熊掌，亦我所欲也。"《七启》载："批熊碎掌，拉虎摧斑。"李善注："掌，熊蹯也。"虎掌，象形，如同老虎的脚掌，即虎掌南星也。又叫虎掌半夏。

虎掌，始载于《神农本草经》，列为下品。异名虎掌南星(《本草纲目》)、狗爪半夏(四川)、禹南星(河南)、半夏(北京)、天南星(河南)等。至唐代，《本草拾遗》始有天南星之称。据本草考证，历代本草文献所载虎掌、天南星为同科不同属的两种植物。前者为半夏属 *Pinellia* 植物虎掌 *Pinellia pedatisecta* Schott.，后者为天南星属 *Arisaema* 植物天南星

Arisaema heterophyllum Bl.。因两种形态相似,功能相近,后人逐渐相混。明代《本草蒙筌》载:“天南星,《本经》载虎掌草即此,后人以天南星改称。”《本草纲目》将虎掌和天南星合并为一条,误认为两者为一物,将其原植物混为一谈。近代虎掌之名逐渐湮没。《新修本草》云虎掌根“都似扁柿,四畔有圆牙,看如虎掌”,故名。

关于虎掌的原植物,自1977年胡世林研究员首次在《植物分类学报》上发表虎掌和天南星的考证,提出虎掌应是半夏属植物 *Pinellia pedatisecta* Schott.以来,《中国植物志》和《中药志》已认可。笔者在四川省洪雅县峨眉山半山七里坪铜厂坝采集了原植物标本。

《中华人民共和国药典》原收载天南星原植物一把伞南星拉丁名已由沿用的 *Arisaema consaguineum* Schatt.改写为 *Arisaema erubescens*(Wall.)Schott.

祝按:详细资料见原中国中医研究院(现中国中医科学院)中药研究所·国家“七五”科技攻关项目:常用中草药品种整理和质量研究——天南星研究资料汇编。

虎掌本草溯源

《吴普本草》:虎掌。神农、雷公:苦,无毒。岐伯、桐君:辛,有毒。或生太山,或宛朐。立秋九月采。

《名医别录》:虎掌,微寒,有大毒。除阴下湿,风眩。生汉中①及宛朐。二月、八月采。阴干。

《本草经集注》:虎掌,味苦,温,微寒,有大毒……近道亦有,极似半夏,但皆大,四边有子如虎掌。今用多破之,或三、四片尔,方药亦不正用也。

祝按:陶弘景对天南星科半夏属植物虎掌的形态描述,形象而精当。

《图经本草》:虎掌……初生根如豆大,渐长大,似半夏而扁,累年者其根圆及寸,大者如鸡卵,周回生圆芽二三枚或五六枚。三月四月生苗,高尺余,独茎上有叶如爪,五六出分布,尖而圆……中生一叶如匙,裹茎作房,旁开一口,上下尖。中有花,微青褐色。

---

① 汉中:古郡名。治所在现今陕西省汉中东。

祝按:苏颂对虎掌的生态习性和形状描述,与笔者实地考察和标本采集完全一致。虎掌非天南星也。

李时珍在《**本草纲目**》“释名”项云:虎掌因叶形似之,非根也。南星因根圆白,形如老人星状,故名南星,即虎掌也。

祝按:李时珍此说有误。虎掌应以地下块根形象似之,非叶形也。且亦非天南星也。李时珍在“集解”项所云:大者为虎掌[①]南星[②],小者为由跋[③],乃一种也……亦有误。误把虎掌与南星、由跋混为一物。实为李时珍之误。

综上所述:《神农本草经》所载“虎掌”,为天南星科半夏属植物虎掌的地下块根。

心痛:中医病证,如胸痹等病。

寒热:详见蜚虻、白垩“本经要义”之“寒热”解。可互参。

结气:指气结,又谓“气滞”。

积聚:积,是有形的,且固定不移,痛有定处,病在脏,属血分;聚是无形的,聚散无常,痛无定处,病在腑,属气分。积聚以中焦病变为多。

伏梁:古病名。指脘腹部痞满肿块一类疾病,属积聚范畴。

药物解读

《中华人民共和国药典》一部·成方制剂和单味制剂,治伤胶囊中收载:虎掌南星,为天南星科植物掌叶半夏(虎掌)*Pinellia pedatisecta* Schott.的干燥块茎。取生虎掌南星1 000g,切片或打碎,放入姜矾混合液(干姜30g,煎汁去渣,白矾150g化水,混合)中,浸12小时,以吸尽为度,干燥,即得。

汤方功用与主治:祛风散结,消肿止痛。用于跌打损伤所致之外伤红肿,内伤胁痛。

---

① 虎掌:天南星科半夏属植物虎掌 *Pinellia pedatisecta* Shott.的地下块根。

② 南星:天南星科天南星属植物天南星 *Arisaema heterophyllum* Bl.的地下块根。

③ 由跋:天南星科天南星属植物由跋 *Arisaema ringens*(Thunb.)Schott.的地下块根。

医籍论选

虎掌、天南星，乃手足太阴脾肺之药。味辛而麻，故能治风散血；气温而燥，故能胜湿除涎；性紧而毒，故能攻积拔肿而治口㖞舌糜。

——明 · 李时珍《本草纲目》

蛞蝓

蛞蝓，味鹹寒。主賤風，喎僻，軼筋，及脫肛，驚癇，攣縮。一名陸蠡。生池澤。

【处方用名】蛞蝓——蛞蝓科 Limacidae.

【经文】蛞蝓，味咸寒。主贱风，呙僻，轶筋，及脱肛，惊痫，挛缩。一名陆蠡。生池泽。

蛞蝓，味咸寒。主治贱风呙僻，轶筋及脱肛，惊痫挛缩。一名陵蠡。生池泽。（黄元御辑注本）

本经要义

蛞蝓：蛞，音阔。一指蛞蝼，蝼蛄。《方言》载："蝼螲谓之蝼蛄，或谓之蟓蛉；南楚谓之杜狗，或谓之蛞蝼。"《广雅·释虫》载："蛞蝼，蝼姑也。"王念孙疏证："姑，一作蛄……今人谓此虫为土狗，即杜狗也。顺天人谓之拉拉古，即蝼蛄之转声也。"二指蛞蝓，软体动物，俗称鼻涕虫也。蝓，音玉。螔蝓，蜗牛或近似软体动物。《说文解字》载："蝓，虒蝓也。从虫，俞声。"明代刘基《歌行·二鬼》载："生甲必龟贝，勿生蝓与蜞。"螔，音移，蜗牛。

蛞蝓本草溯源

《名医别录》：蛞蝓，无毒。一名土蜗，一名附蜗。生太山及阴地沙石垣下，八月取。

《本草经集注》：蛞蝓，味咸，寒，无毒……蛞蝓无壳，不应有蜗名，其附蜗者，复名蜗牛。生池泽沙石，则应是今山蜗，或当言其头、形类犹似蜗牛虫者，俗名蜗牛者，作瓜字，则蜗字亦音瓜。庄子所云，战于蜗角也。蛞蝓入三十六禽限，又是四种角虫之类。荧室星之精矣。方家殆无复用乎。

祝按：陶弘景指出，蜗牛非蛞蝓。认为梁代以前蛞蝓为蜗牛有误。正如寇宗奭所言："蛞蝓、蜗牛，二物矣。蛞蝓，其身肉只一段。蜗牛，背上别有肉，以负壳行，显然异矣……蛞蝓有二角，蜗牛四角，兼背有附壳肉，岂得为一物也。"

《图经本草》：蛞蝓，生泰山池泽及阴地沙石垣下。蜗牛，《本经》不载所出州土。今并处处有之。陶隐居注云：蜗牛形如蛞蝓，但背负壳耳。则《庄子》所谓战于蜗角是也……蛞蝓无壳，不应有蜗名，或以其头形类犹似蜗牛，故以名之。

祝按：苏颂亦认为，蛞蝓非蜗牛所属，是两种不同的软体动物。蜗牛背上有壳，而蛞蝓背上无壳，是为区别点。再则：蛞蝓头有二角，而蜗牛为四角，具有明显之鉴别要点。李时珍在《本草纲目》中对蜗牛与蛞蝓的区别点论述得非常鲜明："蚹蠃[①]背负壳者曰蜗牛，无壳者曰蛞蝓。"

综上所述：《神农本草经》所载蛞蝓，即现今蛞蝓科软体动物蛞蝓。

贼风：亦谓贼邪，戕[②]贼之邪气。从所不胜来者之风邪即为贼风。《难经·第五十难》载："病有虚邪，有实邪，有贼邪，有微邪，有正邪……中湿得之为贼邪。""贼风"之"贼"，表"邪恶"。故贼风又指风、寒、暑、湿、燥、火六淫中之邪恶之风邪。

㖞僻：㖞繁体为咼。咼，古又作咼。《玉篇·口部》载："咼，口戾也。"又曰："咼，同上(咼)"。参阅蟹"本经要义"之"㖞僻面肿"解。可互参。

轶筋：轶，音易。表侵犯，突袭。筋，筋骨。轶筋指跌打损伤。

脱肛：中医病名，又名"截肠"。多因气虚下陷，或湿热下注大肠而致肠

① 蚹蠃：蠃，音裸。蚹蠃即蜗牛。《尔雅·释鱼》载："附蠃，螔蝓。"郭璞注："即蜗牛也。"

② 戕：音枪。表伤害，杀害。

头突出肛门。老人、儿童易患此病。《诸病源候论·脱肛候》载："脱肛者，肛门脱出也。多因久痢后大肠虚冷所为。肛门为大肠之候，大肠虚而伤于寒痢，而用气喔，其气下冲，则肛门脱出，因谓脱肛也。"

惊痫：**惊痫**一是指急惊风发作。必为儿童常见病证之一；二是指小儿痫证的类型之一。惊，即惊厥。在儿科疾病中，凡因风而出现惊厥抽搐症状，统称为惊风。急惊风，以发病迅速、高热、眼红、昏迷抽搐、角弓反张、两目上视、牙关紧闭、口吐白沫、痰声辘辘等为主。其病因为外感六淫，或暴受惊恐，或痰积食滞所致。由外感六淫引起，初期伴有发热等；由惊恐诱发的，多不发热或发热不高，睡中惊惕啼哭；由痰积食滞所致的，有腹胀痛，便秘或大便腥臭，呕吐嗳酸等。凡急性热病有上述症状的均属急惊风，包括现代中枢神经的急性感染，如流行性脑膜炎、脑炎等。《小儿卫生总微论方》："小儿惊痫者，轻者但身热面赤，睡眠不安，惊惕上窜，不发搐者，此名惊也；重者上视身强，手足拳发搐者，此名痫也。"《千金要方》："起于惊怖大啼，乃发作者，此惊痫也。"

挛缩：指肌肉痉挛萎缩，手脚抽搐。

药物解读

本品为少常用中药，故全国统编教材和《中华人民共和国药典》未收载。

《中药大辞典》收载：蛞蝓，为蛞蝓科蛞蝓属动物黄蛞蝓 *Limax flavus*（Linnaeus.），野蛞蝓 *Agriolimax agrestis*（Linnaeus.）的干燥全体。

【性味归经】 性寒，味寒。归肝、肺、大肠经。

【功能主治】 祛风定惊，清热解毒。主治中风㖞僻，筋脉拘挛，惊痫，喘息，咽肿，喉痹，痈肿，痰核，痔疮肿痛，脱肛等。

【用法用量】 内服，焙干研末或研烂为丸，2~3 条。外用：研末或捣敷患处，5~10 条。

【临床药师、临床医师注意事项】

1. 本品其气大寒，非真有风热者不宜用。
2. 小儿身体薄弱多泄者不宜用。
3. 病非属实热者及脾胃虚寒者慎用。

医籍论选

蛞蝓即蜒蚰也，大者如人手指，肥泽有涎，头有二角，行则角出，惊之则缩，以其身涎蜈蚣、蝎虿毒，疼痛即止。

蜒蚰感雨湿之气而生，故气味咸寒。主定惊清热，解毒输筋。寇宗奭曰：蛞蝓能解蜈蚣毒。近时治咽喉肿痛，风热喉痹，用簪脚捡之，内入喉中，令吞下即愈。

——清·张志聪《本草崇原》

蛞蝓，味咸，寒，无毒。

《经》曰：清静则肉腠闭拒，虽大风苛毒，弗能害也。如阴血亏竭，阳气躁扰，则腠理不密，贼风乘虚而入。风主摇动，中于经络，故㖞僻、挛缩、轶筋、筋急所自来矣。又风为阳邪，筋脉得之皆燥急，咸寒能益阴润燥软坚，则筋脉舒缓，经络通达而诸证除矣。惊痫者，风热也；脱肛者，大肠热也；踠跌者，血脉伤必发热也。咸寒总除诸热，所以主之。

——明·缪希雍《神农本草经疏》

假蘇，味辛溫。主寒熱，鼠瘻，瘰癧生瘡，破結聚氣，下瘀血，除濕痺。一名鼠蓂。生川澤。

假苏

【处方用名】荆芥——唇形科 Labiatae.

【经文】假苏，味辛温。主寒热，鼠瘘，瘰疬生疮，破结聚气，下瘀血，除湿痹。一名鼠蓂。生川泽。

本经要义

假苏：始载于《神农本草经》，列为中品。《吴普本草》云："假苏，一名鼠蓂，一名姜芥也。"《名医别录》："假苏，无毒。一名姜芥，生汉中。"《新修本草》在"假苏"条云："此药，即菜中荆芥也，姜、荆声讹矣。"

荆芥，产于荆地之小草也。

荆有三义：一是指灌木名。又名楚。《说文解字·草部》载："荆，楚，木也。"王筠《句读》载："荆，楚。谓荆一名楚也。木也。以字从草，故云木。盖此物不大，故从草，好丛生，故楚从林"。荆，古代特指荆木做的刑杖。《史记·廉颇蔺相如列传》载："肉袒负荆，因宾客至蔺相如门谢罪。"司马贞《史记索隐》："荆，楚也。可以为鞭。"二是指古代中国"九州之一"，包括今湖北省的中南部，湖南省的中北部，四川省、重庆市和贵州省的一部分。《禹贡》载："荆及衡阳惟荆州。"孔传："北据荆山[①]，南及衡

① 荆山：此荆山在今湖北省南漳县。

山之阳。"荆州,古为荆族居住之地。三是指旧时对人称自己妻子的谦词,如拙荆。取自东汉梁鸿妻孟光"荆钗布裙"的故事。又有表示贫寒的意思,如荆室。

芥:指小草。《方言》载:"苏、芥,草也。江淮南楚之间曰苏,自关而西曰草,或曰芥。"《左传·哀公元年》载:"其亡也,以民为土芥。"杜预注:"芥,草也。"《庄子·逍遥游》载:"覆杯水于坳堂之上,则芥为舟。"《三国志·吴志·虞翻传》载:"琥珀不取腐芥,磁石不受曲针。"

假苏本草溯源

《吴普本草》:假苏,一名鼠蓂,一名姜芥也。

《名医别录》:假苏,无毒。一名姜芥,生汉中。

《新修本草》在"假苏"条云:"此药,即菜中荆芥也,姜、荆声讹矣。"

《图经本草》:假苏,荆芥也。生汉中川泽。今处处有之。叶似落藜而细,初生香辛而啖,人取作生菜。古方稀用。近世医家治头风虚劳疮疥,妇人血风等,为要药。

祝按:《图经本草》所附药图"成州假苏",即现今唇形科植物荆芥。

李时珍在**《本草纲目》**"释名"项云:"按《吴普本草》云:假苏一名荆芥,叶似落藜①而细,蜀中生啖之。普乃东汉末人,去《别录》时未远②,其言当不谬,故唐人苏恭祖其说。而陈士良、苏颂复启为两物之疑,亦臆说尔。曰苏、曰姜、曰芥,皆因气味辛香,如苏、如姜、如芥也。"

祝按:《神农本草经》所言"鼠蓂"之名,为古代古人将假苏(荆芥)插入鼠穴以驱鼠的习俗。正如《本草经考注》云:"以此草茎插鼠穴,则鼠不敢入。盖鼠蓂者,今鼠儿瞑眩之义。"故有鼠蓂之名。

综上所述:假苏即鼠蓂,即姜芥,亦即荆芥。因本品似苏而非苏,故《神农本草经》名假苏,实为荆芥。

---

① 落藜:藜科植物假荆芥。

② 去别录时未远:离《名医别录》成书年代不远。

辛温:《神农本草经》言:假苏(荆芥),味辛,性温。《临床中药学》载:荆芥,性微温,味辛。归肺、肝经。《中华人民共和国药典》载:荆芥,性微温,味辛。归肺、肝经。功效:解表散风,透疹,消疮。

寒热:参阅蜚虻、白垩"本经要义"之"寒热"解。可互参。

鼠瘘:中医病名,即颈部淋巴结核。《灵枢·寒热》载:"黄帝问于岐伯曰:寒热瘰疬在于颈腋者,皆可气使生?岐伯曰:此皆鼠瘘寒热之毒气也,留于脉而不去者也。"瘰疬破溃后流脓稀薄,久不收口,即为鼠瘘。

破结聚气:《本经》所言"结聚坚积",涉及病证包括因大便秘结所致腹部实满,或腹部结块而成胀、痛;浊痰凝聚所致之瘰疬、瘿气;久疟而致胁下结成癥块等症。可参阅巴豆"本经要义"之"结聚坚积"解。

瘀血:参阅蜚虻"本经要义"之"瘀血"解,可互参。

药物解读

《中华人民共和国药典》一部收载:荆芥,为唇形科植物荆芥 *Schizonepeta tenuifolia* Briq.的干燥地上部分。

【性味归经】性微温,味辛。归肺、肝经。

【功能主治】解表散风,透疹,消疮。用于感冒,头痛,麻疹,风疹,疮疡初起。

【鉴别要点】

1. 药材鉴别　荆芥为唇形科植物,茎方,叶对,花唇形,小坚果棕黑色。上部有分枝,株高长50~80cm,直径为0.2~0.4cm;表面淡黄绿色或淡紫红色,被短柔毛;体轻,质脆,断面类白色。叶对生,多已脱落,叶片3~5羽状分裂,穗状轮伞花序顶生,花冠多脱落,宿萼钟状,先端5齿裂,被短柔毛;气芳香,味微涩而辛凉。

2. 饮片鉴别　饮片呈不规则的段。茎呈方柱形,表面淡黄绿色或淡紫红色,密被短柔毛。饮片切面类白色。叶多已破碎、脱落。穗状轮伞花序。气芳香,味微涩而辛凉。

医籍论选

荆芥,《本经》名假苏,以其辛香如苏也。处处有之,本系野生,今多栽种……

荆芥味辛，性温臭香，禀阳明金土之气，而为肃清经脉之药也。寒热鼠瘘，乃水脏之毒，上出于脉，为寒为热也。本于水脏，故曰鼠，经脉空虚，故曰瘘，此内因之瘘也。瘰疬生疮，乃寒邪客于脉中，血气留滞，结核生疮，无有寒热，此外因之瘘也。荆芥味辛性温，肃清经脉，故内因之寒热鼠瘘，外因之瘰疬生疮，皆可治也。其臭芳香，故破结聚之气。破结聚，则瘀血自下矣。阳明之上，燥气主之，故除湿疸。

——清·张志聪《本草崇原》

荆芥气温，禀气而入肝胆；味辛无毒，得金味而入肺，气胜于味，以气为主，故所主皆少阳相火、厥阴风木之症。寒热往来、鼠瘘瘰疬、生疮等症，乃少阳之为病也。荆芥辛温以发相火之郁，则病愈矣。

——清·陈修园《神农本草经读》

爵床

【处方用名】爵床——爵床科 Acanthaceae.

【经文】爵床，味咸寒。主腰脊痛，不得著床，俛仰艰难，除热，可作浴汤。生川谷及田野。

本经要义

爵床:始载于《神农本草经》,列为中品。《太平御览》引《吴普本草》云:"一名爵卿。"《本草纲目》则引作"爵麻"。《新修本草》注云:"俗名赤眼老母草。"李时珍云:"爵床不可解。按吴氏本草作爵麻,甚通。"《孟子·离娄上》朱熹集注:"爵,与雀同。"据此,爵麻,即"雀麻"。

本品种子细少,色黑有如脂麻,雀喜啄食,或以此得名欤? 爵麻,则为爵床形近讹字。《本草经考注》云:"揉叶嗅之始有微香……开花如苏穗。"故名香苏(《名医别录》)。《本草纲目拾遗》载:"与大青同,但细小耳。"故又名小青草(《百草镜》)。因本品能治小儿疳积病,故又名疳积草(《江西草药》)。又因植物形态节处膨大,弯曲,善治跌打损伤,接骨,又俗称拐子草、接骨草(《四川中药志》)。其茎六棱形,又有六角英、六棱草(《中草药学》)等称谓。

爵床，味咸寒。主腰脊痛，不得著牀，俛仰艱難，除熱，可作浴湯。生川谷及田野。

爵床本草溯源

《吴普本草》:爵麻,一名爵卿。

《名医别录》:爵床,无毒。生汉中及田野。

《本草经集注》:爵床,味咸,寒,无毒。主治腰脊痛,不得著床,俯仰艰难,除热,可作浴汤。生川谷及田野。

《本草纲目》:爵床,原野甚多。方茎对节,与大叶香薷一样。但香薷搓之气香,而爵床搓之不香微臭,以比为别。

祝按:爵床原植物极似香薷(花序)。因爵床为爵床科植物,亦是茎方、叶对、花唇形,与香薷(唇形科植物)相似。玄参科植物亦有茎方、叶对、花唇形特征。三个科药物均有相同特征——茎方、叶对、花唇形。一定要注意各自主要鉴别特征,如爵床科植物节处(关节)膨大,而玄参科植物雄蕊着生在花冠上等。

李时珍认为:爵床茎叶入药,微辛。治疗血胀[①]下气,治疗杖疮[②]捣汁涂之立瘥[③]。

《中国高等植物图鉴》第四册第 5 765 图爵床 *Rostellularia procumbens*(L.)Nees.,民间称为"拐子草",又名"六角英"。全草入药,常用于跌打损伤、接骨、腰脊疼痛等。单味鲜品捣绒外敷接骨,疗效极佳。故民间又称为接骨拐子草。南方各省分布极广。

腰脊痛:即腰背疼痛。

不得著床:著,音浊,通"着"。不能平卧,不能接触床。

俛仰艰难:俛,音府,同俯。与"不得著床"同义,不能背着床卧,仰卧活动受限。

除热:清热。爵床具有良好的清热解毒作用,特别是外伤所致之红肿热痛具有良好疗效。

---

① 血胀:中医病证名。系指瘀血内积,气滞挟寒,以致血脉不利而胀,烦躁喘息,虚寒厥逆,小便赤,大便黑之病症。

② 杖疮:中医病名。指古代因杖刑所致之杖伤感染后的疮疡。杖刑为古代的一种刑罚,指用大荆条、大竹板或木棍拷打臀部、腿、背等部位。

③ 瘥:指病愈。

浴汤:即煎汁外用,洗浴。

药物解读

爵床一药,现行教科书和《中华人民共和国药典》不载。《中药大辞典》收载:爵床,为爵床科植物爵床 *Rostellularia procumbens*(L.)Nees.的干燥全草。

【性味归经】性寒,味咸、辛。归肝、胆经。

【功能主治】清热解毒,活血止痛,接骨,利湿消肿。用于治疗感冒发热,咳嗽,痢疾,筋骨疼痛,跌打损伤,痈疽疔疮,风湿头痛等症。

【药材鉴别要点】

全草入药,高 15~30cm,茎方形,绿色,表面被灰白色,细柔毛,尤以棱上较密,节处膨大。叶片对生,全缘,暗绿色,两面密被短柔毛。穗状花序顶生。

医籍论选

除风清热,止咳嗽。治疗风湿头痛,腰痛。

——《四川中药志》

治疗小儿疳积,赤目肿痛,伤寒热症,时行咽痛。

——清·赵学敏《本草纲目拾遗》

鼺鼠，主墮胎，令人產易。生平谷。

鼺鼠

【处方用名】五灵脂——鼯鼠科 Petauristidae.

【经文】鼺鼠，主堕胎，令人产易。生平谷。

王德群《神农本草经图考》载："天鼠屎，鼺鼠，味辛，寒。主面痈肿，皮肤洗洗时痛，腹中血气。破寒热积聚，除惊悸。（一名鼠法，一名石肝，生山谷。）鼺鼠，主堕胎，令易产（生平谷）。"

本品头形似鼠而有翅能飞，名"天鼠"；药用其屎，名之"天鼠采"。鼠法，废物也，粪乃天鼠之废物，故"一名鼠法"；鼠屎排石上，色褐如肝之色，"一名石肝"。天鼠屎源于鼯鼠科动物复齿鼯鼠 *Trogopterus xanthipes* Milne-Edwards. 的干燥粪便。

鼺鼠："鼺"又写作"鸓""鸓"，音垒。

《山海经·西山经·翠山》载："翠山……其鸟多鸓，其状如鹊，赤黑而两首四足，可以御火。"鸓鼠，古人与鼯鼠不别。今称小飞鼠为鸓鼠，略似鼯鼠。前、后肢之间有宽大而多毛的飞膜，尾长，能在树间滑翔，生活在高山树林中，常在夜间活动。《玉篇·鸟部》载："鸓鼯鼠，又名飞生。"李时珍在《本草纲目》"鸓鼠"条云："此物肉翅连尾，飞不能上，易至礌[1]坠，故谓之鸓。"《史记·司马相如列传》

---

① 礌：又写作"礧"。音垒。表石投物，由高处投击的石。

载："蜼[1]玃[2]飞鸓。"裴骃集解引《汉书音义》曰："飞鸓，飞鼠也。其状如兔而鼠首，以其髯[3]飞。"唐代皮日休《孤园寺》载："崖边足鸣螿[4]，树杪多飞鸓。"

"鸓"，《说文解字·鸟部》载："鸓，鼠形，飞走且乳之鸟也。从鸟，畾声。"《集韵·旨韵》载："鸓，《说文》：'鼠形，飞走且乳之鸟也。'亦书作鸓。"清代桂馥《说文义证》引《南越志》云："高要县有飞鸓，肉翼，如蝙蝠，狸头鼠目，一曰鼯鼠，且飞且产，子便随其母而飞，其鸣如人叫。"

《尔雅》载："鼯鼠，夷由。"郭璞注："一名飞生，一名夷由。"《山海经·北山经》载："天池之山，其上无草本，多文石。有兽焉，其状如兔而瘦首，以其髯飞，其名曰飞鼠。"

飞鼠，即俗称蝙蝠也。其粪入药，后人称之为五灵脂。

五灵脂之名始载于《开宝本草》，其载："出外地，此是寒号虫粪也。"复齿鼯鼠，古称寒号虫。鼯鼠生活于高山岩石陡壁的石洞或石缝中，前后肢间有皮肤膜相连，能滑翔，只能下，不能上，古人认为是鸟类，古名鸓。因其冬夜忍寒而号，故有寒号之名。

五灵脂本草溯源

《名医别录》：鼺鼠。生山都平谷。

《本草经集注》：鼺鼠，主堕胎，生乳易。生山都平谷。鸓是鼯鼠，一名飞生，状如蝙蝠，大如鸱[5]鸢[6]，毛紫色暗，夜行飞行，生人取其皮毛，以与产妇持之，令儿易出……此鼺鼠别类而同一条中，当以其是皮毛之物也，今亦在副品限也。

---

① 蜼：音伟。离蜼，山名，在今四川省灌县（都江堰）西。

② 玃：音决。古书指一种较大的猴子；泛指猴子。《说文解字·犬部》载："玃，母猴也。"《广韵·药韵》载："玃，大猴也。"

③ 髯：同髯。《玉篇·须部》载："髯，颊须也。"

④ 螿：蝉名。俗称蝉为哨螿子。《玉篇·虫部》载螿："《方言》云：'鸣蝉也。'"

⑤ 鸱：音吃。鸟名，老鹰。《玉篇·鸟部》载："鸱，鸢属。鸱，同鸱。"《广韵·脂韵》载："鸱，一名鸢也。鸱亦同。"

⑥ 鸢：音渊。《正字通·鸟部》载："鸢，同鸢。"清代郝懿行《尔雅义疏·释鸟》载："鸢，鸢古字本作弋……隶变作鸢，又变作鸢。""鸱鸢"，即鹰科动物老鹰。

《图经本草》:鼺鼠……出山都平谷,即飞生鸟也。今湖岭间山中多有之,状如蝙蝠,大如鸱鸢,毛紫色暗。夜行飞生,南人见之多以为怪。捕取其皮毛,以与产妇临蓐持之,令儿易生,此但云执之。

《本草纲目》:鸓,飞走且乳之鸟也。故字从鸟,又名飞生。《本经》从鼠,以形似也。此物肉翅连尾,飞不能上,易至礧坠,故谓之鸓……亦名鼯鼠,与蝼蛄同名。

李时珍又言:郭氏注《尔雅》云:鼯鼠状如小狐,似蝙蝠肉翅四足,翅、尾、项、胁毛皆紫赤色,背上苍艾色,腹下黄色,喙颔杂白色。脚短爪长,尾长三尺许。飞而乳子,子即随母后,声如人呼,食火烟。能从高赴下,不能从下上高。性喜夜鸣。

综上所述:《神农本草经》所载鼺鼠,即古代所谓"天鼠",为鼯鼠科动物复齿鼯鼠 *Trogopterus xanthipes* Milne-Edwards.入药用其屎,处方用名五灵脂。

堕胎:应作催胎解。与后文之"易产"相对应。

药物解读

《中华人民共和国药典》1977年版一部收载:五灵脂,为鼯鼠科动物复齿鼯鼠 *Trogopterus xanthipes* Milne-Edwards 的干燥粪便。

【性味归经】性温,味苦、咸、甘。归肝经。

【功能主治】活血、化瘀、止血、止痛。用于胸痛、膀胱疼痛、痛经、经闭、产后瘀血疼痛、跌打损伤、蛇虫咬伤等。

【药材(饮片)鉴别要点】

灵脂块:呈不规则的块状,大小不一。表面黑棕色、红棕色至灰棕色,凹凸不平,具油润性光泽。黏附的颗粒呈长椭圆形,表面常破裂,显纤维性。质硬,断面黄棕色至棕褐色,不平坦,有的可见颗粒,间或有黄棕色树脂状物质。气腥臭。

灵脂米:为长椭圆形颗粒,长5~15mm,直径为3~6mm,表面黑棕色、红棕色至灰棕色,表面平滑或微粗糙,常可见淡黄色的纤维残痕,有的略有光泽。体轻,质松,易破碎,断面黄绿色至黄褐色,不平坦,显纤维性,气微,略腥臭。

医籍论选

蝙蝠形极类鼠而飞翔空中,故曰天鼠,身有翼而昼伏,故曰伏翼。屎乃蛟蚋、乳石之余精,气味辛寒,感阳明、太阳金水之化。

主治面痈肿者,面属阳明也。皮肤洗洗时痛者,皮肤属太阳也。痈肿则气血不和,阳明行身之前,而治面之痈肿,则腹中血气之病亦可治也。皮肤洗洗,则身发寒热,皮肤时痛,则寒热积聚。太阳主通体之皮肤,而治皮肤洗洗之时痛,则自发寒热而邪积凝聚者,亦可破也。肝病则惊,心病则悸。除惊悸者,禀阳明金气,而除风木之惊;禀太阳水气,而除火热之悸也。

——清·张志聪《本草崇原》

理石，味辛寒。主身熱，利胃解煩，益精明目，破積聚，去三蟲。一名立制石。生山谷。

理石

【处方用名】理石——属石膏类中之长纹细直如丝而明结色带微青者。主含含水硫酸钙（$CaSO_4 \cdot 2H_2O$）。

【经文】理石，味辛寒。主身热，利胃解烦，益精明目，破积聚，去三虫。一名立制石。生山谷。

本经要义

理石：首载于《神农本草经》，列为中品。

理：一指治玉（石）。《说文解字·玉部》载："理，治玉也。"《韩非子·和氏》载："王乃使玉人理其璞而得宝焉，遂命曰'和氏之璧'。"《战国策·秦策三》载："郑人谓玉未理者璞。"二指纹理（指玉石之纹理）。《广韵·止韵》载："理，文理也。"《齐民要术·养牛马驴骡》载："上唇欲得方，下脣[①]欲得厚而多理。"唐代段成式《酉阳杂俎·物异》载："建城县出燃石，色黄理疏，以水灌之则热，安鼎其上，可以炊也。"《徐霞客游记·滇游日记八》载："石色光腻，文理灿然。"

---

① 脣：音纯，同"唇"。嘴唇。《说文解字·肉部》载："脣，口耑也。"《释名·释形体》载："脣，缘也，口之缘也。"唐代杜甫《茅屋为秋风所破歌》载："脣焦口燥呼不得，归来倚杖自叹息。"《农政全书·种植》载："若作脣脂者，以熟朱和之。"

理石本草溯源

理石，古代常与长石、石膏混淆。**《名医别录》**载："肌石，如石膏顺理而细。"苏敬在**《新修本草》**中云："理石……一名立制石，一名肌石，如石膏，顺理而细。""此石夹两石间如石脉，打用之，或在土中重叠而生。皮黄赤，肉白，作斜理文，全不似石膏。"寇宗奭**《本草衍义》**载："理石，如长石，但理石如石膏顺理而细，其非顺理而细者为长石，治疗亦不相辽。"

李时珍**《本草纲目》**"理石"条"释名"项云："理石即石膏之顺理而微硬有肌者，故曰理石、肌石。"李时珍在"集解"项曰："理石即石膏中之长文细直如丝而明洁色带微青者。唐人为石膏为寒水石，长石为石膏，故苏恭言其不似石膏也。此石与软石膏一类二色，亦可通用。"

《名医别录》："理石，味甘，大寒，无毒。主除营卫中去来大热、结热，解烦毒，止消渴，及中风痿痹。一名肌石。如石膏顺理而细。生汉中及卢山。采无时。"

《本草经集注》："理石，味辛、甘，寒、大寒，无毒……汉中属梁州、卢山属青州。今出宁州。世用亦稀，《仙经》时须，亦呼为长理石、石胆，一名立制，今此又名立制(石)，疑必相乱类。"

苏颂在**《图经本草》**"长石"条云："《本经》理石、长石、二物二条，其味与功效亦别。又云理石如石膏，顺理而细，陶隐居云：理石亦呼为长理石，苏恭云：理石皮黄赤，肉白，作斜理，不似石膏。市人刮去皮，以代寒水石，并当礜石①，今灵宝丹用长、理石为一物，医家相承用者乃似石膏，与今潞州所出长石无异，而诸郡无复出理石，医方亦不见单用，往往呼长石为长理石。又市中所货寒水石亦有带黄赤皮者，不知果是理石否？"

---

① 礜石：礜石，矿物学名词，也称毒砂，即硫砒铁矿。为制砷及亚砷酸的原料。煅之成末，可杀鼠，亦可入药。礜石生于山，则草不生，霜雪不积；生于水，则水不冰冻。《说文解字·石部》载："礜，毒石也。"《玉篇·石部》载："礜石出阳山，杀鼠，蠶食则肥。"《山海经·西山经》载："皋塗之山，有白石焉，其名曰礜，可以毒鼠。"《淮南子·说林训》载："人食礜石而死，蠶食之而不饥。"唐代李贺《堂堂》载："华清源中礜石汤，徘徊白凤随君王。"

综上所述，古代把长石、理石、石膏常混淆，且功效与石膏相似。后世将三者分别论述，三者功效相近。（详见石膏“本经要义”解。可互参。）

药物解读

《中药大辞典》收载：理石，为硫酸盐类矿物石膏中的纤维石膏。

【性味归经】性寒，味辛、甘。归肺、胃经。

【功能主治】清热，除烦，止渴。

余各项可参阅“石膏”条。

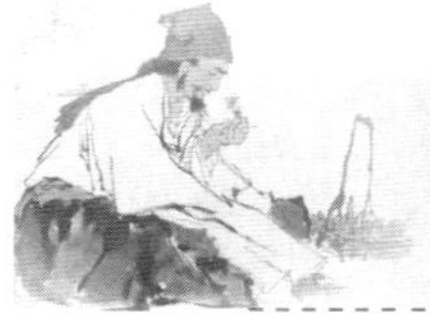

蓼实

蓼實，味辛溫。主明目溫中，耐風寒，下水氣，面目浮腫，癰瘍。

馬蓼，去腸中蛭蟲，輕身。生川澤。

【处方用名】蓼实——蓼科 Polygonaceae.

【经文】蓼实，味辛温。主明目温中，耐风寒，下水气，面目浮肿，痈疡。

马蓼，去肠中蛭虫，轻身。生川泽。

本经要义

蓼实：蓼，音料，蓼科蓼属植物的泛称，如水蓼、辣蓼、红蓼等。实指其种子（果实）。《尔雅·释草》载："蔷虞，蓼。"郝懿行义疏："《内则》烹包用蓼，取其辛能和味。故《说文》以为辛菜。"《说文解字·草部》载："蓼，辛菜，蔷虞也。"《诗经·周颂·良耜》载："以薅荼蓼，荼蓼朽止，黍稷茂止。"《毛诗故训传》载："蓼，水草也"。《礼记》载："鹑羹、鸡羹、駕，酿之蓼。"郑玄注："酿，谓切杂之也。"宋代陆游《思故乡》载："两岸红蓼连菰蒲。"

吴普云："蓼实，一名天蓼，野蓼，泽蓼。"《说文解字》有蓼、蔷虞、蔷之名。《尔雅》载："荭，茏古，其大者归。"郭云："俗称荭草为茏鼓，语转耳。"《诗经》载："隰有游龙。"《传》云："龙，荭草也。"陆玑云："一名马蓼，叶粗大而赤白色。生水泽中，高丈余。"陶弘景云："此类多，人所食有三种：一是紫蓼……一是青蓼……一是马蓼。"《图经本草》云："凡七种。"苏敬《新修本草》注云："又有水蓼，叶大似马蓼而味辛。"寇宗奭以水蓼为实。古代文献所谓水蓼，实包括辣蓼 *Polygonum flaccidum* Meism.、香蓼 *Polygonum viscosum* Ham.、马蓼 *Polygonum posumbu* Ham.、红蓼 *Polygonum orientale* L.等。

蓼科蓼属植物是一个大家族。我国有 120 种之多。大多数品种在全国各省区均有药用历史。如水红花子 *Polygonum orientale* L.、杠板归 *Polygonum perfoliatum* L.、萹蓄 *Polygonum aviculare* L.、拳参 *Polygonum bistorta* L.等。

蓼实本草溯源

蓼实，始载于《神农本草经》，列为中品。

《吴普本草》：蓼实，一名天蓼，一名野蓼，一名泽蓼。

《名医别录》：蓼实，无毒。叶归舌，除大小肠邪气，利中，益志。生雷泽[①]。

《本草经集注》：蓼实，味辛，温。无毒……此类又多，人所食有三种：一是紫蓼，相似而紫色；一是香蓼，亦相似而香，并不甚辛，而好食；一是青蓼，人家常有，其叶有圆、有尖，以圆者为胜，所用即是此。干之以酿酒，主治风冷，大良。马蓼生下湿地，茎斑，叶大有黑点。亦有两三种，其最大者名茏古，即是荭草，已在上卷中品。

按：陶弘景所言"其叶有圆，有尖，以圆者为胜，所用即是此"，应是蓼属植物蓼蓝。所言"……茎斑，叶大有黑点……最大者名茏古，即是荭草"，应是蓼属植物水红花子，或为虎杖。

《本草纲目》：古人种蓼为蔬，收子入药。故《礼记》[②]烹鸡豚鱼鳖，皆实蓼于其腹中，而和羹脍亦须切蓼也。后世饮食不用，人亦不复栽，惟造酒曲者用其汁耳。今但以平泽所生香蓼、青蓼、紫蓼为良。

① 雷泽：古时有"泽名"与"县"之别。泽在今山东省菏泽市东南。雷泽县，即山东省菏泽市。

② 《礼记》：亦称《小戴记》，或谓《小戴礼记》，为儒家经典之一。由四十九篇内容组成，系无体例的儒家杂编。其中有较丰富的医学史料和医学思想。《礼记》中的儒学思想，对传统中医有较深影响。

按:李时珍所言“种蓼为疏,收子入药”是为蓼蓝。“惟造酒曲者用其汁”者应为水蓼(马蓼),亦是现今生产建曲原料之一。

综上所述:《神农本草经》所记载蓼实,是蓼蓝 *Polygonum tinctorium* Ait.的成熟果实。马蓼是水蓼的 *Polygonum hydropiper* L.的全草。

明目:蓼实和蓼叶具有清热解毒、清肝明目之功效,故《神农本草经》言其“明目”。

温中:中,指中焦脾胃。温中,指温旭中焦脾胃。

风寒:风和寒相结合的病邪。临床表现为恶寒重,发热轻,头痛,身痛,鼻塞流涕,舌苔薄白,脉浮紧等。

下水气:指利水。

面目浮肿:指水肿。

痈疡:疮面浅而大为痈,多由外感六淫,过食膏粱厚味,外伤感染等,致营卫不和,邪热壅聚,气血凝滞而成。因发病部位不同分为内痈和外病两大类。疡,溃烂之意,疮疡之一种。痈疡,亦指疮疡。

药物解读

《中药大辞典》:蓼实,为蓼科蓼属植物水蓼 *Polygonum hydropiper* L.的果实。

【性味归经】性温,味辛。归肝、脾经。

【功能主治】化湿利水,散结解毒。主治吐泻腹痛,水肿,小便不利,癥积痞胀,痈肿疮疡,瘰疬等。

【拓展阅读——《神农本草经》深层解读】

水红花子

水红花子之名始载于明代兰茂《滇南本草》,其载:“水红花子,味苦、平。破血。治小儿痞块积聚,消一切年深(日久)坚积,疗妇人石瘕症[1]。”

---

① 妇人石瘕症:中医病名。多因月经期间,寒邪入侵,恶血停聚所致。症见子宫内有块状物形成,日渐增大,如怀孕状,并表现为经闭等,以包块坚硬如石而故名。《灵枢·水胀》载:“石瘕生于胞中,寒气客于子门,子门闭塞,气不得通,恶血当泻不泻,血以留止,日以益大,状如怀子,月事不以时下,皆生于女子,可导而下。”

"荭草,气味咸、平,无毒。主治消渴、去热、散气、消积、止痛,消痞块最良。"

《神农本草经》收载之蓼实,经考证一般认为是水蓼 *Polgonum hydropiper* L.的成熟果实。蓼科蓼属植物在我国有120多种。全国各省均有分布。陶弘景云:"蓼实……此类又多,人所食有三种,一是紫蓼,相似而紫色……"苏颂指出:"蓼实甚多,有紫蓼、赤蓼(一名红蓼)、青蓼、香蓼、马蓼、水蓼、木蓼……"其所述"赤蓼(一名红蓼)",即现今之"荭草"。现各地广为栽培,其成熟果实为"水红花子"。李时珍所指"种蓼为蔬,收子入药",即"荭草"也。所以,可以推断,现行"水红花子"为"蓼实"的一种,亦即《神农本草经》所收藏之"蓼实"。故言:水红花子入药应始载于《神农本草经》,而"水红花子"之名入药应始载于《滇南本草》才是。

《中华人民共和国药典》1977年版始,历版《药典》均将其收载。《药典》2020年版一部载:水红花子,为蓼科植物红蓼 *Polygonum orientale* L. 的干燥成熟果实。

【性味归经】性微寒,味咸。归肝、胃经。

【功能主治】散血消癥,消积止痛,利水消肿。用于癥瘕痞块,瘿瘤,食积不消,胃腹胀痛,水肿腹水等。

【药材(饮片)鉴别要点】

水红花子果实呈扁圆形,直径为2~3.5mm,厚1~1.5mm。表面棕黑色,有的显红棕色,有光泽,两面微凹,中部略有纵向隆起,顶端有突起的柱基,基部有浅棕色略突起的果柄痕,有的有膜质花被残留。质硬。气微,味淡。

医籍论选

"蓼实……蓼近水滨及下湿处皆有,其类甚多,有青蓼、香蓼、水蓼、马蓼、紫蓼、赤蓼、木蓼七种。又一种味极辛辣,谓之辣蓼。今时浸水和面,罯[①]曲是为神曲,又取燥末拌糯米饭一团,作酵造酒,而诸蓼与实用之者鲜矣。"

——清·张志聪《本草崇原》

① 罯:一表覆盖。《说文》载:"罯,覆也。"徐灏注笺:"此谓凡有覆盖,故从网,非真网也。"唐代元稹《春十六韵》载:"郁金垂嫩柳,罯画委高笼。"二指渔网。

馬先蒿，味平。主寒熱，鬼注，中風濕痹，女子帶下病，無子。一名馬屎蒿。生川澤。

马先蒿

【处方用名】马先蒿——玄参科 Scrophulariaceae.

【经文】马先蒿，味平。主寒热，鬼注，中风湿痹，女子带下病，无子。一名马屎蒿。生川泽。

本经要义

马先蒿: 马先蒿为玄参科马先蒿属 *Pedicularis* 植物，目前我国约有 350 多种（全世界约有 600 多种），广布我国各省区，以西南各省区为盛，尤其是高海拔地区尤多。大多数为全草入药，有的以地下块根入药。除传统中医用药外，藏医、蒙医、彝医、苗医等均有使用习惯。

《中药大辞典》载有返顾马先蒿 *Pedicularis resupinata* L.、大卫马先蒿 *Pedicularis davidii* Franch.、粗野马先蒿 *Pedicularis rudis* Maxim.、邓氏马先蒿 *Pedicularis dunniana* Bonati.、美观马先蒿 *Pedicularis decora* Franch.。以上五种马先蒿均为根茎入药，具有滋阴补肾、补中益气、健脾和胃等功效。藏医称之为“雪山小人参”。大王马先蒿 *Pedicularis rex* C. B.Clarke ex Maxim.别称还阳草，全草入药，用于清热解毒。互叶马先蒿 *Pedicularis henryi* Maxim.、长茎马先蒿 *Pedicularis longicaulis* Franch. ex Maxim.以根入药，云南称之为凤尾参，具有补气活络之功。管状长花马先蒿 *Pedicularis longiflora* Rudolph. var.

tubiformis(Klotz.)Tsoong.以花入药,为藏医常用药,四川省甘孜藏族自治州理塘县盛产。藓生马先蒿 Pedicularis muscicola Maxim.、华马先蒿 *Pedicularis oederi* Vahl. var sinensis(Maxim.)Hurus.、轮叶马先蒿 *Pedicularis verticillata* L.以根入药,在陕西省称之"土人参",能大补元气,具有生津安神、强心等功效。

马先蒿在古代常与其蒿类药物相混,如《广雅》载:"因尘,马先也。"与茵陈蒿相混。《神农本草经》《千金翼方》《经史证类备急本草》作"马屎蒿"。《外台秘要》等作"马矢蒿"。"屎"为俗字,古作"矢"。李时珍注《神农本草经》名"马矢蒿"。《新修本草》载:"马先蒿……此叶大如茺蔚,花红白色,实八、九月熟,俗谓之虎麻是也。一名马新蒿,所在有之……"郭璞注《尔雅》云:"蔚,牡菣。"《诗经·小雅》云"匪莪伊蔚"是也。《说文解字》云:"蔚,牡蒿也……一名马新蒿。""先""新""矢"等字,音并相近,当时假借之字也。

马先蒿本草溯源

《名医别录》:马先蒿,味苦,无毒。生南阳。

《本草经集注》:马先蒿,味苦,平,无毒……方云一名烂石草,主恶疮,方药亦不复用。

《图经本草》在白蒿条云:中品有马先蒿,云生南阳川泽,叶如益母草,花红白,八、九月有实,俗谓之虎麻,亦名马薪蒿。

祝按:苏颂将白蒿与马先蒿相混。

李时珍在**《本草纲目》**"马先蒿"条"释名"项云:蒿气如马矢,故名。马先,乃马矢字讹也。马新,又马先之讹也。

又在"集解"项云:《别录》牡蒿、马先蒿,原是二条。陆玑所谓有子者,乃马先蒿,而复引无子之牡蒿释之,误矣。

又在"附方"项云:马先蒿,一名马矢蒿,一名烂石草。

综上所述:古今所用马先蒿,其基原一致,其品种较为复杂,值得作深入研究。本书暂收载华北马先蒿 *Pedicularis tatarinowii* Maxim.

寒热:详见蜚虻、白垩"本经要义"之"寒热"解。可互参。

鬼注:详见代赭"本经要义"之"鬼注"解。可互参。

劳瘵:又有劳极、传尸劳、传尸、尸注、转注、鬼注等称谓。《济生方·劳瘵》载:"夫劳瘵一证,为人之大患。凡受此病者,传变不一,积年染疰,甚至灭门。"说明本病病程缓慢而互相传染。由于劳伤正气,正不胜邪,而感劳虫所致。症见恶寒、潮热、咳嗽、咳血、饮食减少、肌肉萎缩、消瘦、疲乏无力、自汗盗汗、舌红、脉细等。

中风湿痹:中风,亦称卒中,表现为猝然昏仆,不省人事,或突然口眼㖞斜,半身不遂,言语不利等。又指外感风邪的病证,是太阳表证的一个类型。《伤寒论·辨太阳病脉证并治》载:"太阳病,发热,汗出,恶风,脉缓者,名曰中风。"

湿痹,痹证之一种,指风寒湿邪侵袭肢节、经络,其中又以湿邪为甚的痹证,又称著痹、着痹。《素问·痹论》载:"风寒湿三气杂至,合而为痹也。其风气胜者为行痹,寒气胜者为痛痹,湿气胜者为着痹也。"《金匮要略·痉湿暍病脉证治》载:"太阳病,关节疼痛而烦,脉沉而细者,此名湿痹。湿痹之候,小便不利,大便反快,但当利其小便。"

女子带下病:带下,出自《素问·骨空论》,其载:"任脉为病,男子内结七疝,女子带下瘕聚。"一是泛指妇女病症。二是指妇女阴道流出一种黏性液体,连绵不断,其状如带,名曰带下。临床上有白带、赤带、青带、黄带、黑带、赤白带下、五色带下等之别。

无子:指无生育能力,或不能受孕生子。

马屎蒿:应为马矢蒿之讹。

药物解读

马先蒿,现代教科书和《中华人民共和国药典》不载。《中国民族药辞典》(贾敏如,张艺.中国民族药辞典[M].北京:中国医药科技出版社,2016.)收载马先蒿58种之多。《中药大辞典》收载:马先蒿,为玄参科马先蒿属植物返顾马先蒿 *Pedicularis resupinata* L.的根。

【性味归经】性平,味苦。归肺、脾经。

【功能主治】祛风除湿,利尿通淋,攻毒杀虫。主治风湿痹痛,石淋,小便不利,白带,大风癞疾,疥疮等。

《中国高等植物图鉴》载：返顾马先蒿 *Pedicularis resupinata* L.别名太白参，以根入药。性温，味甘苦。功用：补中益气，滋补肾阴，健脾和胃。治疗身体虚弱，肾虚潮热，关节疼痛，纳差等。

牡狗阴茎

牡狗陰莖，味鹹平。主傷中，陰痿不起，令強熱大，生子，除女子帶下十二疾。一名狗精。

膽，主明目。

【处方用名】狗肾——犬科 Canidi.

【经文】牡狗阴茎，味咸平。主伤中，阴痿不起，令强热大，生子，除女子带下十二疾。一名狗精。

胆，主明目。

本经要义

牡狗阴茎：牡，指雄性的兽类，引申为雄性的。《说文解字·牛部》载："牡，畜父也。"《广雅·释兽》载："牡，雄也。"牡狗，指雄性的犬（狗）。狗，古代特指大狗，后为犬。犬，狗的学名，哺乳动物，犬科。《说文解字·犬部》载："犬，狗之有悬蹄者也。"阴茎，此处指狗之外生殖器阴茎和睾丸。据《新编中药志》载，其处方用名狗肾。

李时珍在《本草纲目》"狗"条"释名"项云："狗，叩也。吠[①]声有节，如叩物也。或云为物苟且，故谓之狗。韩非[②]云'蝇营狗苟'是矣。卷尾有悬蹄者为犬，犬字象形，故孔子曰：视犬字如画狗。齐人名地羊，俗又讳之以龙称狗，有乌龙、白龙之号。

---

① 吠：音费，指狗叫。《说文解字·口部》载："吠，犬鸣也。"

② 韩非：战国时期思想家，著有《韩非子》一书，有一万余言。

许氏《说文》云:多毛曰龙①,长喙②曰猃③,短喙曰猲④,去势曰猗⑤,高四尺曰獒⑥,狂犬曰猘⑦……"李时珍又在"集解"项云:"狗类甚多,其用有三:田犬长喙善猎,吠犬短喙善守,食犬,体肥供馔⑧。凡本草所用,皆食犬也。"李时珍指出:"脾胃属土,喜暖恶寒。犬性温暖,能治脾胃虚寒之疾。脾胃温和,而腰肾受荫⑨矣。"

牡狗阴茎,始载于《神农本草经》,列为中品。《名医别录》称谓"狗精"。宋代唐慎微《经史证类备急本草》载:"牡狗阴茎,味咸平,无毒。主伤中,阴痿不起,令强热大生子,除女子带下十二疾,一名狗精,六月上伏取,阴干百日。臣禹锡谨按日华子云:犬阴治绝阳及妇人阴痿。"《中药志》称为狗鞭,《本草经集注》名狗阴,《饮片新参》名黄狗肾,《新编中药志》名狗肾。《名医别录》:"牡狗阴茎,无毒,六月上伏取,阴干百日。"《本草经集注》:"牡狗阴茎,味咸,平,无毒。主治伤中,阴痿不起,令强热,大生子,除女子带下十二疾。一名狗精。六月上伏取,阴干百日……白狗、乌狗入药用。"

伤中:中指中焦脾胃。伤中系指中焦脾胃被病邪所伤。

阴痿不起:指阳痿病,阳事不举。

令强热大,生子:使阴痿不起得到治疗,而能生育养子。

除女子带下十二疾:指治疗女人各种带下疾病。

药物解读

肖培根《新编中药志》:狗肾,为犬科动物犬的阴茎及睾丸,原动物家狗

---

① 龙:音忙,通"駹",指多毛的狗。《说文解字·犬部》载:"龙,犬之多毛者。"

② 喙:音惠,指鸟兽虫鱼的嘴。《说文解字·口部》载:"喙,口也。"朱骏声《说文通训定声》载:"兽虫之口曰喙。"

③ 猃:音险,指长嘴犬。《尔雅·释畜》载:"长喙,猃;短喙,猲獢。"邢昺疏:"犬长口者名猃,短口者名猲獢。"

④ 猲:音歇,指短嘴的狗。《尔雅·释畜》载:"(犬)长喙,猃;短喙,猲獢。"

⑤ 猗:音依,指割去部分生殖器官(睾丸)的狗。《尔雅·犬部》载:"猗,犗犬也。"

⑥ 獒:音敖,指一种凶猛的狗,体大善斗。《说文解字·犬部》载:"獒,犬如人心可使者。"《尔雅·释畜》载:"狗四尺为獒。"

⑦ 猘:音治,指疯狗。《广雅》载:"猘,狂犬。"

⑧ 馔:音撰,表饮食;吃喝;进食于人。《玉篇·食部》载:"馔,饭食也。"

⑨ 荫:音印,表庇护、保护。《南史·王僧虔传》载:"况吾不能为汝荫,政应各自努力耳。"

Canis familiaris L.

【性味功效】味咸，性平，无毒。有暖肾、壮阳、益精的功效。用于阳痿、遗精、腰膝无力及年老体弱，身体虚弱者。

用量：汤剂每次 5g；或用滑石粉烫酥后研末，开水冲服，每次 3g，日服 2 次。

【药材鉴别要点】

阴茎呈棒状，长 11~15cm，直径为 1.5~2cm，黑褐色，或灰褐色。先端稍长，前半截较细，收缩呈现纵向棱；后半截较粗，上有残留肌肉纤维；中部往往有环状套。质较坚硬，不易折断。

睾丸灰褐色，或淡棕色，椭圆形，长 2.5~4cm，宽 2~2.5cm，表面光滑厚膜状。有腥气。（选自肖培根《新编中药志》）

《中药大辞典》收载：牡狗阴茎，为犬科动物狗 *Canis familiaris* L.的雄性外生殖器。

【性味】性温，味咸。

【功能主治】

补命门，暖冲任。治男子阳痿，女子带下。

医籍论选

狗阴茎气味与马阴茎同，其所主，亦相似，性专补右肾命门真火。……女子带下十二疾，皆冲任虚寒所致，咸温入下焦，补暖二脉，故亦主之也。

——明・缪希雍《神农本草经疏》

木䖟

木䖟，味苦，平。主目赤痛，眦傷，淚出，瘀血，血閉，寒熱酸㾖，無子。一名魂常。生川澤。

【处方用名】虻虫——虻科 Tabanidae.

【经文】木䖟,味苦平。主目赤痛,眦伤,泪出,瘀血,血闭,寒热酸㾖,无子。一名魂常。生川泽。

本经要义

木䖟:“䖟”和“蝱”均为古字,今写作“虻”。吸血之飞虫。䖟,《玉篇》载:“蝱,俗作䖟。”《庄子·天下》载:“由天地之道,观惠施之能,其犹一蚉一䖟之劳者也。”《管子·地员》载:“其山之旁,有彼黄䖟。”《易林》载:“采䖟山头,终安不倾。”

虻,昆虫名,虻科,形似蝇而稍大,色灰黑,体粗壮,翅透明。种类甚多,生活在野生丛中,雄性虻吸植物汁液,雌性虻吸人畜血液。《类篇·虫部》载:“虻,齧人飞虫。”《主子·天运》载:“蚊虻噆肤,则通昔不寐矣。”《论衡·物势》载:“蚊虻之力不如牛马,牛马困于蚊虻。”

木䖟本草溯源

《名医别录》:木䖟,有毒。生汉中。五月取。

《本草经集注》:木䖟,味苦,平,有毒。主治目赤痛,眦伤泪出,瘀血,血闭,寒热酸㾖,无子。一名魂常。生汉中川泽,五月取。

此虻不啖血，状似虻而小，近道草中不见有，市人亦少有卖者，方家所用，惟是蜚虻也。”

按：陶弘景所言此虻不吸血，可能是生于草丛中虻的雄虫，或虻之其他品种。

《图经本草》：木虻，生汉中川泽。蜚虻，生江夏川谷。今并处处有之，而襄汉近地尤多。虻有数种，皆能啖牛马血，木虻最大而绿色。几若蜩蝉。蜚虻状如蜜蜂，黄色，医方所用虻虫即此也。又有一种小虻名鹿虻，大如蝇，咂牛马亦猛。三种大抵同体，俱能治血，而方家相承，只用蜚虻，它不复用。并五月采，腹有血者良。

按：苏颂将木虻和蜚虻（虻虫）视为同一类，且明言虻虫有多种。说明古代虻虫就有混乱现象。

《本草纲目》：虻以翼鸣，其声虻虻，故名。

李时珍在“木虻”条“集解”项云：金幼孜[1]《北征录》云：北虏长乐镇草间有虻，大者如蜻蜓，拂人面嘬嚼。元稹《长庆集》云：巴蜀山谷间，春秋常雨，五六月至八九月则多虻，道路群飞，咂牛马血流，啮人毒剧，而毒不留肌，故无治术。

综上所述：《本经》所言木虻，实为虻虫之一种。沈连生认为木虻为虻科昆虫姚虻 *Tabanus Yao*（Macquart.）的雌虫干燥全体。其临床性效，与虻虫同。

目赤痛，眦伤，泪出：为眼科疾患。

瘀血：血液瘀滞体内，包括溢出经脉外积存于组织间隙的，或因血液运行受阻而滞留于经脉，以及瘀积于器官内的血。瘀血可因病致瘀，如跌打损伤，月经闭止，寒凝气滞，血热妄行等。也可因瘀致病，引起气机阻滞，经脉阻塞，瘀热互结，集瘀成瘕，甚则蓄血发狂等。临床表现较为复杂。

血闭：指女性经闭，又谓“闭经”。

寒热酸惭：“寒热”，详见蜚虻、白垩“本经要义”之“寒热”解。可互参。

① 金幼孜：人名，明朝人，名善，建文进士。帝北征，所过山川，辄命记之，有旨嘱起草，据鞍立就。洪熙初，官至礼部尚书。著有《北征录》《金文靖集》。

惭:一是表恐惧,《集韵·支韵》载:"惭,慄也。"二是表心怯,《集韵·齐韵》载:"惭,惿惭,心怯也。"酸惭指"心悸"之症。

无子:不能怀孕生子。

凝水石，味辛寒。主身熱，腹中積聚，邪氣，皮中如火燒，煩滿，水飲之。久服不飢。一名白水石。生山谷。

凝水石

【处方用名】寒水石——古代为硫酸盐类矿物芒硝的晶体。近代为红石膏(Gypsum Rubrum)或碳酸盐类方解石族矿物方解石(Calcium.)。

【经文】凝水石，味辛寒。主身热，腹中积聚，邪气，皮中如火烧，烦满，水饮之。久服不饥。一名白水石。生山谷。

本经要义

凝水石：始载于《神农本草经》，列为中品。寒水石之名则始见于《吴普本草》，其载："凝水石。一名白水石，一名六石，一名寒水石。"《名医别录》云："色如云母，可折者良，盐之精也。生常山山谷又中水县及邯郸。"陶弘景又在《本草经集注》中云："凝水石……常山即恒山，属并州。中水县属河间郡。邯郸即是赵郡，并属冀州城。此处地皆咸卤，故云盐精，而碎之亦似朴硝也。"李时珍在《本草纲目》"水石"条"释名"项云："凝水石，折片投水中，与水同色，其水凝动；又可夏月研末，煮汤入瓶，倒悬井底，即成凌冰，故有凝水、白水、寒水、凌水诸名。生于积盐之下，故有盐精以下诸名。"所称"盐精以下诸名"，系指"泥精" "盐枕""盐根"诸名。

从以上论述可知，寒水石是一种"色如云母""碎之亦似朴硝"，能溶于水，其溶液无色透明，易结晶析出的无机盐类。据现代考证：其矿物来源应是白钠镁矾或是硫酸镁和硫酸钾的复盐等，但至今无定论。从唐代苏敬《新修本草》以后，寒水石的基原发生了变化和混淆，作寒水石入药者，已不单纯是盐精之凝水石了，而是生石膏、方解石。《本草衍义》"凝水石"条云："……陶隐居言，'夏月能为冰者佳'，如此则举世不能得，似乎失言。"

对此，李时珍则认为："寒水石有二：一是软石膏，一是凝水石。惟陶弘景所注，是凝水之寒水石，与本文相合。苏恭、苏颂、寇宗奭、阎孝忠四家所说，皆是软石膏之寒水石。王隐君所说，则是方解石。诸家不详本文盐精之说，不得其说，遂以石膏、方解石指为寒水石。唐宋以来相承其误，通以二石为用，而盐精之寒水，绝不知用，此千载误也。石膏之误近千载，朱震亨氏始明。凝水之误，非时珍深察，恐终于绝响①矣。"

祝按：遗憾的是，到目前为止，还是未按李时珍所指出的那样做调整，依然是如李时珍所言，仍以硫酸盐类石膏矿物红石膏和碳酸盐类方解石族矿物方解石作寒水石。

综上所述：《神农本草经》和《伤寒杂病论》所言"凝水石"，非现今之寒水石，最迟唐宋以后所是也。

凝水石本草溯源

《吴普本草》：凝水石，一名白水石，一名六石，一名寒水石。神农：辛。岐伯、医和：甘，无毒。扁鹊：甘，无毒。李氏：大寒。或生邯郸。采无时。如云母也。

《名医别录》：凝水石，味甘，大寒，无毒。主除时气热盛，五脏伏热，胃中热，烦满，止渴，水肿，小腹痹。一名寒水石，一名凌水石。色如云母，可折者良，盐之精也。生常山山谷，又中水县及邯郸。

《本草经集注》：凝水石，味辛、甘，寒、大寒，无毒……常山即恒山，属并州。中山县属河间郡。邯郸即是赵郡，并属冀州城。此处地皆咸卤，故云盐精，而碎之亦似朴硝也。此石末置水中，夏月能为冰者佳。

① 绝响：断绝不得流传之意。

《图经本草》:凝水石,即寒水石。生常山山谷,又出中水县及邯郸。今河东汾、隰州及德顺军亦有之。此有两种,有纵理者,有横理者,色清明如云母可折,投置水中,与水同色,其水凝动者为佳。或曰纵理者为寒水石,横理者为凝水石。三月采。

身热:指全身发热,体温高出正常标准。《素问·阴阳应象大论》载:"帝曰:法阴阳奈何?岐伯曰:阳胜则身热,腠理闭,喘粗为之俯仰。"

腹中积聚:积聚,中医病证名。《灵枢·五变》载:"黄帝问于少俞曰:余闻百疾之始期也,必生于风雨寒暑,循毫毛而入腠理,或复还,或留止,或为风肿汗出,或为消瘅,或为寒热,或为留痹,或为积聚。"腹中积聚,即指腹内结块,或胀或痛的病症。《张氏医通》载:"积者五脏所生,其始发有常处,其痛不离其部,上下有所终始,左右有所穷处;聚者六腑所成,其始发无根本,上下无所留止,其痛无常处。"

临床上一般以积块明显,疼痛较甚,固定不移者为积;积块隐现,攻窜作胀,痛无定处的为聚。其性质与癥瘕、痃癖相似。多由七情郁结,气滞血瘀;或饮食内伤,痰滞交阻;或寒热失调,正虚邪结而成。治宜散寒、消积、攻瘀、行气、扶正祛邪等。

邪气:又称邪,与人体正气相对而言。一是泛指各种致病因素及其病理损害。《素问·评热病论》载:"邪气所腠,其气必虚,阴虚者阳必凑之,故少气时热而汗出也。"二是指风、寒、暑、湿、燥、火六淫和疫疠之气等致病因素。因从外侵入人体,故又称外邪。《素问·通评虚实论》载:"黄帝问曰:何谓虚实?岐伯对曰:邪气盛则实,精气夺则虚。"精气,这里可以理解为正气。

皮中如火烧:指全身发热严重,感觉像有火在烤一样。

烦满:参阅慈石"本经要义"之"烦满"解。可互参。

水饮之:指煎水服。

久服不饥:矿石类药物,不宜多服久服。古人早有告诫,这是道家养生理念,不必深究。

药物解读

《临床中药学》将其归为清热泻火药类。功能清热泻火,解毒消肿。用于湿热壅盛，痈肿，疮溃不敛，湿疮湿疹等。

《中药大辞典》收载：寒水石，为硫酸盐类石膏族矿物石膏或为碳酸盐类方解石族矿物方解石。

【性味归经】性寒，味辛、咸。归心、胃、肾经。

【功能主治】清热降火，利窍，消肿。用于治疗时行热病，壮热烦渴，水肿，尿闭，咽喉肿痛，口舌生疮，痈疽，丹毒，烫伤等。

【药材(饮片)鉴别要点】

药材呈集合体块状、片状、纤维状或粉状。无色或白色、粉红色。有时透明，具玻璃样光泽，纤维状者显绢丝状光泽。其他可显珍珠样光泽。大小不一，厚度为0.5~3cm。淡红色，质较软，指甲可刻划成痕，易砸碎，断面显直立纤维状，气微，味淡。

医籍论选

寒水石，专入胃、肾……味辛而咸，气寒无毒。书载能治时行大热口渴、水肿，盖以性禀纯阴故也。经曰：热淫于内，治以咸寒。又曰：小热之气凉以和之，大热之气寒以收之。服此治热利水，适相宜耳。

——清·黄宫绣《本草求真》

牛角鰓，下閉血，瘀血，疼痛，女人帶下血。髓，補中填骨髓。久服增年。膽可丸藥。

牛角䚡

【处方用名】牛角䚡——牛科 Bovidae.

【经文】牛角䚡，下闭血，瘀血，疼痛，女人带下血。髓，补中填骨髓。久服增年。胆可丸药。

本经要义

牛角䚡：牛角䚡为牛科动物水牛角中的骨质角髓。牛角䚡始载于《神农本草经》，列为中品。水牛，为牛之一种，皮厚，汗腺极不发达，热时需浸入水中散热，故有“水”之名。水牛能沉没于水中，故又称沉牛。古代多生吴地（现江淮一带），故又称吴牛。其角为有蹄类动物头顶或鼻前所生之骨状突起物，末端较尖，有防御、攻击等功能。《说文解字·角部》载：“角，兽角也，象形。”“角”字甲骨文、金文中皆像兽角整体之形，中间曲线像纹理。

䚡，角中骨。《说文解字·角部》载：“䚡，角中骨也。”王筠《说文释例》：“牛羊之角，外骨冒内骨，虽相附丽而不能合一，其内骨名曰䚡。”

牛角䚡本草溯源

《名医别录》：牛角䚡，燔之，味苦，无毒。水牛角，疗时气寒热头痛。髓，味甘，温，无毒。主安五脏，平三焦，温骨髓，补中，续绝伤，益气，止泄利、消渴，以酒服之。

《本草经集注》:牛角腮,主下闭血,瘀血,疼痛,女人带下,下血。燔之,味苦,无毒……此牛亦以榛牛为好,青牛最良,水牛为可充食尔。自死谓疫死[①],肉多毒。青牛肠不可共犬肉犬血食之,令人成病也。

苏颂在**《图经本草》**"牛黄"条云:中品中有牛角鰓,用水牛、黄牛久在粪土中烂白者,主赤白带下,烧灰末服之。沙牛角鰓主下闭血瘀,女子带下,并烧灰末酒服。

《本草纲目》牛条"释名"项云:许慎云:牛,件[②]也。牛为大牲,可以件事分理也。其文象角头三,封及尾之形。周礼谓之大牢[③]。牢乃豢畜之室,牛牢大,羊牢小,故皆得牢名。内则谓之一元大武。元,头也。武,足迹也。牛肥则迹大。犹《史记》称牛为四蹄,今人称牛为一头之义……

闭血:又名"血闭""闭经""经闭"等,指女子年龄超过 18 岁,仍不见月经来潮,或来过月经,但又连续停止 3 个月以上。常见血亏经闭,血枯经闭,肾虚经闭,气滞血瘀经闭,寒湿凝滞经闭等证型。

瘀血:血液瘀滞体内,包括溢出经脉外积存于组织间隙的,或因血液运行受阻而滞留于经脉,以及瘀积于器官内的血。瘀血可因病致瘀,如跌打损伤、月经闭止、寒凝气滞、血热妄行等。也可因瘀致病,引起气机阻滞,经脉阻塞,瘀热互结,集瘀成瘕,甚则蓄血发狂等。

疼痛:疼,一指痹证。《释名 · 释疾病》载:"疼,痹也。气疼疼然烦也。"二指痛。《广雅》载:"疼,痛也。"《灵枢经 · 刺节真邪》载:"寒胜其热,

---

① 疫死:疫,流行性急性传染病的通称。《说文解字 · 病部》载:"疫,民皆疾也。"《素问 · 刺法论》载:"五疫之至,皆相染易,无问大小,病状相似,不施救疗,如何可得不相转易者?"《医宗金鉴》:"天行厉气瘟疫病,为病挨门合境同。皆由邪自口鼻入,故此传染迅如风。"疫死是指因传染性疾病所致之死牛,内有毒,不能食。对传染病,我国在两千多年前就已经有很深入的认识和研究了。

② 件:同"侔",音谋,相等之意。

③ 牢:一是指关牲畜的栏圈。《说文解字 · 牛部》载:"牢,闲,养牛马圈也。"《徐霞客游记》载:"地多巨竹,径尺余,土人以为牢栅。"二是指古代祭祀或宴时用的牲畜,牛羊豕各一曰太牢,羊豕各一曰少牢。

则肉疼骨枯。"痛,指疼痛,痛楚。《说文解字·疒部》载:"痛,病也。"张揖《杂字》载:"痛,痒痛也。《释名》:'痛,通也,通在肤脉中也。'"

疼痛,为复加词,均为痛症。疼与水、湿有关,痛与经脉有关。

女人带下血:指妇人带下病,如红崩、白带等病症。

药物解读

《中药大辞典》收载:牛角鰓,为牛科动物水牛 *Bubalus bubalis* L.黄牛 *Bos taurus domesticus* Gmelin.的角中骨质骨髓。

【性味归经】性温,味苦。归肝经、心经。

【功能主治】止血,止痢。用以治疗便血,衄血,妇女崩漏,带下,赤白痢,水泻等。

注:本品为极少用中药。现代教科书和《中华人民共和国药典》均不收载。学习《神农本草经》了解即可。

医籍论选

止妇人血崩不止,赤白带下,止冷痢,泻血。

——唐·甄权《药性论》

牛角鰓治下闭血,瘀血疼痛,女人带下病等。

——贾敏如、张艺《中国民族药辞典》

女菀，味辛溫。主風寒，洗洗，霍亂，泄利，腸鳴上下無常處，驚癇，寒熱百疾。生川谷，或山陽。

女菀

【处方用名】女菀——菊科 Compositae.

【经文】女菀，味辛温。主风寒，洗洗，霍乱，泄利，肠鸣上下无常处，惊痫，寒热百疾。生川谷，或山阳。

本经要义

女菀：古称白菀。始载于《神农本草经》，列为中品。《吴普本草》载："女菀，一名白苑，一名织女苑。""苑"通"菀"。清代朱骏声《说文通训定声》载："菀，假借为苑。"颜师古注："菀，古苑字。"李时珍在《本草纲目》女菀"释名"项云："其根似女体柔婉，故名。"在"集解"项云："白菀，即紫菀之色白者也。雷斅言：紫菀白如练色者，名羊须草，恐即此物也。"

女菀本草溯源

《名医别录》：女菀，无毒。主治肺伤、咳逆，出汗，久寒在膀胱支满，饮酒夜食发病。一名白菀，一名织女菀，一名茆。生汉中川谷或山阳。正月、二月采，阴干。

《本草经集注》：女菀，味辛，温，无毒……比来医方都无复用之。市人亦少有，便是欲绝。别复有白菀似紫菀，非此之别名也。

祝按:陶弘景所言白菀,即为古之女菀也。寇宗奭在《本草衍义》紫菀条云:"紫菀,用根。其根柔细,紫色,益肺气,经具言之。《唐本》注言无紫菀时,亦用白菀。白菀即女菀也。今《本草》无白菀之名,盖唐修本草时已删去。"寇氏又在女菀条云:"女菀,一名白菀。或者谓为二物,非也。"

综上所述,紫菀和白菀均为菊科紫菀属植物。历史上两药常相混淆使用,两者原植物具明显区别,但其根药效则颇相近似。自唐以后二者几乎不分。李时珍则认为:"紫菀治手太阴血分,白菀手太阴气分药也。"现今只用紫菀,而白菀已罕用了。

洗洗:同"洒洒",寒冷之貌。《素问·风论》载:"风者善行而数变,腠理开则洒然寒,闭则热而闷……"王冰注云:"洒然,寒貌。闷,不爽貌。腠理开则风飘扬,故寒。"《素问·疏五过论》载:"气虚无精,病深无气,洒洒然时惊,病深者,以其外耗于卫,内夺于荣。"王冰注云:"洒洒,寒貌。"

霍乱:中医病证名,非现代医学意义之"霍乱",出自《灵枢·五乱》。其载:"黄帝曰:何谓逆而乱?岐伯曰:清气在阴,浊气在阳,营气顺脉,卫气逆行[①],清浊相干,乱于胸中,是谓大悗[②]。故气乱于心,则烦心密嘿[③],俯首静伏;乱于肺,则俯仰喘喝,接手以呼;乱于肠胃,则为霍乱;乱于臂胫,则为四厥;乱于头,则为厥逆,头重眩仆。"

---

① 卫气逆行:卫气属阳,日行于阳,夜行于阴。逆行,即卫气应该在阳而反入于阴,应在阴而反出于阳,不按常规运行。是谓"卫气逆行"。

② 悗:音蛮。一是表迷惑;糊涂。《玉篇·心部》载:"悗,惑也。"《吕氏春秋》载:"夫说以智通,而实以过悗。"二是表烦闷。《本草纲目》载:"肉病毋多食甘,多食令人悗心。"金代李杲《脾胃论》治长夏湿热胃困尤甚用清暑益气汤:"致使心乱而烦,病名曰悗。悗者,心惑而烦乱不安也。"三是指滞重。《灵枢·百病始生》载:"厥气生足悗,悗生胫寒,胫寒则血脉凝涩,血脉凝涩则寒气上入于肠胃,入于肠胃则䐜胀,䐜胀则肠外之汁沫迫聚不得散,日以成积。"

③ 密嘿:密,一是表深,幽深。《字汇·宀部》载:"密,深也。"韩康伯注:"言其道深微,万物日用而不能知其原,故曰退藏于密。"二是表静默。《尔雅·释诂上》载:"密,静也。"三是表隐藏之处。《礼记·少仪》载:"不窥密。"郑玄注:"密,隐曲处也。"嘿,音膜,同"默",指闭口不说话。《玉篇·口部》载:"嘿,与默同。"《墨子·贵义》载:"嘿则思,言则诲,动则事。"毕沅校注:"默字俗写从口。"密嘿,即沉默、静寂之意。

泄利：即泄痢。

惊痫：详见蛞蝓"本经要义"之"惊痫"解。可互参。

寒热百疾指寒热病邪所致之多种疾病。

药物解读

《中药大辞典》收载：女菀，为菊科植物女菀 *Aster fastigiatus* Fisch. 的全草或根。

【性味归经】性温，味辛。归肺经、胃经。

【功能主治】温肺化痰，止咳，利尿。用于治疗咳嗽气喘，肠鸣腹泻，痢疾，小便短赤等。

【用法用量】煎汁内服，干品 9~15g。鲜品 20~50g。

医籍论选

女菀，即紫菀之色白者。治风寒洗洗，寒热百疾，咳逆，出汗，霍乱泄痢，惊痫，肺伤，肠鸣上下无常处。膀胱久寒，支满，饮酒夜食致病。美颜色，此物入手太阴肺经气分，大泄肺气，治面黑方中用之，殊有奇效。

——《中国医学大辞典》

蛴螬

【处方用名】金龟子——金龟子科 Scarabaeoidea.

【经文】蛴螬，味咸微温。主恶血，血瘀，痹气，破折，血在胁下满痛，月闭，目中淫肤，青翳，白膜。一名蟦蛴。生平泽。

本经要义

蛴螬：蛴螬为金龟子的幼虫，乳白色，圆柱状，体常弯曲呈马蹄形，背上多横皱纹。居于土中，吃农作物的根和茎，是农作物的害虫。俗呼“地蚕”。《尔雅·释虫》载：“蟦，蛴螬。”郭璞注：“在粪土中。”何埌注：“螬，蛴螬也。”其成虫为“金龟子”，为南方之“玉米虫”。

蛴螬入药始载于《神农本草经》，列为中品。《本草纲目》载：“蛴螬，《方言》作蠀螬，象其蠹物之声……蟦、蛪，言其状肥也。”蛴螬，其状如蚕而大栖居土中，故称地蚕、土蚕。

蛴螬本草溯源

《吴普本草》：蛴螬，一名应条。

《名医别录》：蛴螬，微寒，有毒。主治吐血在胸腹不去，及破骨踒折，血结，金疮内塞，产后中寒，下乳汁。一名蛪齐，一名勃齐。生

蠐螬，味咸微溫。主惡血，血瘀，痹氣，破折，血在脅下滿痛，月閉，目中淫膚，青翳，白膜。一名蟦蠐。生平澤。

河内及人家积粪草中。取无时,反行者良。

《本草经集注》:蛴螬,味咸,微温,微寒,有毒……大者如足大指,以背滚行,乃驶于脚,杂猪蹄作羹与乳母,不能别之,《诗》云领如蝤蛴,今此别之。名以蛴字在下,恐此云蛴螬倒尔。

《图经本草》:蛴螬,生河内平泽及人家积粪草中。今处处有之。大者有如足大指,以背行反快于脚,采无时。反行者良。此《尔雅》所谓蟦,蛴螬。郭璞云:在粪土中者是也。此诸朽木中蠹虫,形亦相似,但洁白于粪土中者,即《尔雅》所云蝤蛴……苏恭以谓入药当用木中者,乃与《本经》云生积粪草中相戾矣。

《本草纲目》:蛴螬,《方言》作蟦螬。

李时珍又在"集解"项云:其状如蚕而大,身短有节,足长有毛。生树根及粪土中者,外黄内黑;生旧茅屋上者,外白内黯,皆湿热之气熏蒸而化,宋齐丘所谓"燥湿相育,不母而生",是矣。久则羽化而去(成虫金龟子)。

综上所述,古今所用蛴螬一致,基原为金龟子科昆虫朝鲜黑金龟子 *Holotrichia diomphalia* Bates.及其同属近缘昆虫的干燥虫体。其成虫为昆虫金龟子。

恶血:指已坏死的血液,又叫"败血""瘀血"。

血瘀:指瘀血。

痹气:指痹证。

破折,血在胁下满痛:指前文恶血,血瘀郁结胁肋所致各种病症。

月闭:亦称闭月,即月事闭塞,不来月经。即经闭或闭经。

目中淫肤,青翳,白膜:均为眼科疾患,如云雾遮睛等症。

药物解读

《中药大辞典》收载:蛴螬,为鳃金龟科齿爪鳃角金龟属动物东北大黑鳃金龟 *Holotrichia diomphalia* Bates.的幼虫。

【性味归经】性微温,味咸,有毒。归肝经。

【功能主治】破瘀散结,止痛,解毒。主治血瘀经闭,癥瘕,折伤瘀痛,湿痹(痛风),破伤风,喉痹,痈疽,丹毒等。

【注意事项】孕妇禁用。

医籍论选

蛴螬,别称金龟子,活血行瘀,缓急解毒,治癥瘕积聚,瘀血凝滞,月经闭止,及破伤风等症。

——《四川中药志》

铅丹

鉛丹，味辛微寒。主吐逆胃反，驚癇，癲疾，除熱下氣，鍊化還成九光。久服通神明。生平澤。

【处方用名】铅丹——铅加工制成的红色粉末，四氧化三铅(Pb_3O_4)。

【经文】铅丹，味辛微寒。主吐逆胃反，惊痫，癫疾，除热下气，炼化还成九光。久服通神明。生平泽。

本经要义

铅丹：原矿物 Pb_3O_4，四方晶系。红色粉末成细鳞片状。

“丹”之本义原指朱砂。丹原为道家炼药之用。后经引申，凡用矿石炉火烧炼所得之药石泛称之为“丹”，大多呈粉状或颗粒状物。《说文解字·丹部》载：“丹者石之精。”《抱朴子内篇·金丹》载：“若取九转之丹内神鼎中，夏至之后，爆之鼎热。”

铅丹为用铅烧炼而成之粉状物，故名“铅丹”，省称“丹”。“丹粉”“铅丹”同义，色橙红或橙黄。明代《医学入门》载：“炒铅为丹，其色黄，故又名黄丹。”亦色红，故有“红丹、朱丹、朱粉”诸名。古人为求佳品而称之为“真丹”。广丹、樟丹、湘丹等，以产地而为名。“漳”“障”“樟”者，均为“彰”之语声讹字。长于彰德者习称彰丹。彰德为汉置魏郡，治所在今河南省安阳地区，为铅丹著名产地。

虢，音国，古国名。虢国为周朝初期分封的诸侯国，其中东虢国在现今河南省荥阳市，旧为铅丹产地,故又名虢丹、黄虢丹。又因其产于东虢国,故又有东丹之名。“国丹”之名,因“国”与“虢”之音讹也。

铅丹本草溯源

《名医别录》:铅丹,止小便利,除毒热脐挛,金疮溢血。生蜀郡。一名铅华,生于铅。

《本草经集注》:铅丹,味辛,微寒。主治咳逆,胃反……即今熬铅所作黄丹画用者,世方亦稀用,唯《仙经》涂丹釜所须此。云化成九光者,当为九光丹以为釜耳,无别变炼法。

《图经本草》:铅,生蜀郡平泽……铅丹,黄丹也。粉锡,胡粉也。二物并是化铅所作。

《本草纲目》:铅生山穴石间,人挟油灯,入至数里,随矿脉上下曲折斫取之。其气毒人,若连月不出,则皮肤萎黄,腹胀不能食,多致病而死……用铅一斤,土硫黄十两,消石一两,熔铅成汁,下醋点之,滚沸时下硫一块,少顷下消少许,沸定再点醋,依前下少许消、黄,待为末,则成丹矣。

综上所述,《神农本草经》所载铅丹,为铅矿加工制成的四氧化三铅。铅,现代临床上极少用。铅丹,中医外科常用,为制备黑膏药的原料。

吐逆胃反:脾气不升,胃气不降,脾胃不通,则反胃呕吐等。

惊痫:详见蛞蝓“本经要义”之“惊痫”解。可互参。

药物解读

《中药大辞典》收载:铅丹,为用纯铅加工制成的四氧化三铅。

【性味归经】性微寒,味辛。有毒。归心、肝经。

【功能主治】解毒祛腐,收湿敛疮,坠痰镇惊。主治痈疽疮疡,外痔,湿疹,烧烫伤等。

【用法用量】外用:研末撒,调敷,或熬膏敷贴,每次不得超过20g,用药范围应小于30cm^2。内服:每日0.15~0.3g,入丸,散剂,时间不能超过2周。

【拓展阅读——《矿物药真伪图鉴及应用》铅丹相关论述】

1. 铅丹为制备黑膏药的重要原料。在熬制黑膏药时,因铅丹为金属氧化物,在高温热油脂中对油脂的聚合起催化作用。其分解物一氧化铅为膏药重要组成部分。分解物氧化与分解时所产生之热,将油脂进一步氧化聚合,且将其部分变为树脂样物质使膏药变黑。在反应过程中产生油脂氧化物与二氧化碳及刺激性低分子分解产物醛、酮(即火毒)。

2. 红丹为铅的化合物,如大面积长期外用有被吸收引起中毒的可能,尤其是小儿外用本品时更要注意。

3. 红丹的红色不尽相同,但与Pb_3O_4之含量无密切关系。

医籍论选

铅丹一名丹粉,今炼铅所作黄丹也。铅名黑锡,又名水中金,五金中之属水者也,有银坑处皆有之。……主治吐逆反胃者,火温其土也。治惊痫者,水济其火也。治癫疾者,火济其水也。气味辛寒,寒能除热,辛能下气也。炼化还成九光者,炼九转而其色光亮,还成黑铅也。炼化还光而久服,则金水相生,水火相济,故通神明。

愚按:铅有毒,炼铅成丹,则无毒。铅丹下品,不堪久服,炼铅丹而成九光,则可久服,学者所当意会者也。

——清·张志聪《本草崇原》

青琅玕，味辛平。主身癢，火瘡，癰傷，疥瘙，死肌。一名石珠。生平澤。

青琅玕

【处方用名】孔雀石——碳酸盐类矿物孔雀石 Malachite.

【经文】青琅玕，味辛平。主身痒，火疮，痈伤，疥瘙，死肌。一名石珠。生平泽。

本经要义

青琅玕：青，一是指春季植物叶子的绿色。《尔雅·释器》载："青谓之葱。"《释名·释采帛》载："青，生也，象物生时色也。"《说文解字》载："青，东方色也。木生火，从生丹，丹青之信言象然。"二是表深绿色。《古诗十九首》之二云："青青河畔草，郁郁园中柳。"三是表蓝色。荀子《劝学》载："青取之于蓝而青于蓝。"四是表黑色。唐代李白《将进酒》云："君不见高堂明镜悲白发，朝如青丝暮成雪。"

琅，指形状像珠的美玉或美石。《说文解字》载："琅，琅玕，似珠者。"《广韵·唐韵》载："琅，琅玕，玉名。"汉代张衡《四愁诗》载："美人赠我金琅玕，何以报之双玉盘。"《本草纲目》金石部"珊瑚"条云："许慎《说文》云：'珊瑚，色赤，或生于海，或生于山。'据此说，则生于海者为珊瑚，生于山者为琅玕。"

玕：即指琅玕。《说文解字》载："玕，琅玕也。"青琅玕，指具备各种色泽（主要为青、蓝）的形如玉之矿石。

青琅玕本草溯源

《名医别录》:青琅玕,无毒。主治白秃,侵淫在皮肤中。煮炼服之,起阴气,可化为丹。一名青珠。生蜀郡[①],采无时。

祝按:《尔雅》云:"西北之美者有昆仑墟之璆琳琅玕焉。"《禹贡》云:"雍州贡璆琳琅玕。"郑玄注云:"琅玕,珠也。"王充《论衡》云:"璆琳琅玕者,此则土地所生,真玉珠也。"从陶氏所言,可以断定琅玕不是产于海中之珊瑚,而是产于蜀郡山中之一种似珠似玉之矿石。

《图经本草》:青琅玕,生蜀郡平泽。苏恭注云:琅玕乃有数种,是琉璃之类,火齐宝也。琅玕五色具,以青者入药为胜……大抵古人谓石之美者,多谓之珠。《广雅》谓琉璃、珊瑚皆为珠是也。故《本经》一名青珠。而左太冲《蜀都赋》云:青珠黄环。黄环是木,然引以相并者,亦谓其美如珠,而其类实木也。又如上所说,皆出西北山中,而今图乃云海底得之,盖珍瑰之物。山、海、谷俱产焉,今医方家亦以难得而稀用也。

祝按:所附药图"青琅玕",为海中珊瑚也。苏颂所言,亦认为青琅玕为产于蜀郡山中之矿石,然所附药图为珊瑚图。因苏氏认为青琅玕一物在《图经本草》中所言从海底所得,故言海中亦产之误。

《本草纲目》:按许慎《说文》云:琅玕,石之似玉者。孔安国云:石之似珠者。《总龟》[②]云:生南海石崖间:状如笋,质似玉。《玉册》云:生南海崖石内,自然感阴阳之气而成,似珠而赤。《列子》[③]云:蓬莱之山,珠玕之树丛生。据诸说,则琅玕生于西北山中及海山崖间。其云生于海底网取者,是珊瑚,非琅玕也。在山为琅玕,在水为珊瑚。

---

① 蜀郡,古地名。战国秦置。所辖的范围随时间而有不同,治所在现今四川省成都市附近。《本草经集注》:"青琅玕。味辛、平,无毒……此即《蜀都赋》所称青珠、黄环者也。黄环乃是草,苟取名类,而种族为乖。琅玕也是昆山上树名。又《九真经》中大丹名也。此石今亦无用,唯以疗手足逆胪。化丹之事,未的见其术。"(手足逆胪:中医古病证名。胪即皮肤生出皮刺。逆胪,指手足爪甲际皮肤剥裂倒卷,俗称"倒刺""倒皮"等。)

② 总龟:古书名。即《本草纲目》卷一:"引据古今经史百家书目:《徐氏总龟对类》。"

③ 列子:古书名。相传本书为战国时列御寇所撰。早佚,今本《列子》从思想内容及语言使用上来看,可能是晋代人作品。

珊瑚亦有碧色者。今回回地,方出一种青珠,与碧靛相似,恐是琅玕所作者也。

综上所述,《神农本草经》所载青琅玕,产于蜀郡西北山中及海山崖间等地,为青琅玕,其基原为碳酸盐类矿物孔雀石,属单斜晶系,通常多为钟乳状、肾状、壳皮状等多种形状。其颜色有翠绿、草绿及暗绿等。常见于铜矿氧化带。

身痒:全身皮肤瘙痒。

火疮:即烧伤或烫伤。

痈伤:“伤”应为“疡”之误。“痈伤(疡)”,即痈肿疮毒。

疥瘙:非今之疥疮。“疥瘙”,为古代一种皮肤病,结节性皮肤瘙痒症。

死肌:指肌肉失去活力,僵硬,麻木不仁。

药物解读

《矿物药真伪图鉴及应用》载:孔雀石,为碳酸盐类孔雀石族矿物孔雀石,主含碱式碳酸铜。

祝按:孔雀石以“绿青”之名始载于《名医别录》,《神农本草经》载名:“青琅玕”。本品为藏医习用药材。

【性味归经】性寒,味酸。有毒。归肝经。

【功能主治】清热催吐祛痰,镇惊,敛疮。用于治疗风痰壅塞,眩晕昏仆,痰迷惊痫,疳疮,秃发,胬肉等。

【药材(饮片)鉴别要点】

孔雀石晶体呈针状,通常呈放射状或钟乳状,集合体。翠绿色,具有玻璃样光泽。条痕淡绿色至绿色。断面呈参差状,约显颗粒性。质脆,气微,味淡。

炮制:取孔雀石,除去泥沙,研成细粉,用水飞法制取,干燥,备用。

戎盐

【处方用名】大青盐——卤化物类石盐族湖盐的结晶体，主含氯化钠。

【经文】戎盐，主明目，目痛，益气，坚肌骨，去毒虫。生池泽。

本经要义

戎盐：戎，一是指古代兵器。二是指兵士。盐，一般指食盐。

戎盐，首载于《神农本草经》，列为下品。《日华子本草》："西番所食者，故号戎盐、羌盐。"由于戎盐的颜色不尽相同，历代本草文献记载有青、赤、白、黑、紫、青黑等多种。又因产地、来源、环境不同而造成的含杂物质不同，历史上用青、白色者为多，故名青盐。相对而言，青盐之颗粒明显较食盐为大。故青盐又为谓大青盐。

唐代《新修本草》载："戎盐即胡盐也，沙州名秃登盐，廓州名为阴土盐，生河岸山坂之阴土石间。"大青盐多形成于干涸含盐盆地和现代盐湖中，故有胡盐之名。戎盐亦存在于不同地质年代的沉积层中，故又称石盐、崖盐和岩盐。其晶体呈立方体状，青白色或暗白色，半透明，其玻璃样光泽，以形似寒冰而得名冰石、水晶盐、光明盐、寒盐诸名。此类盐在现今青海湖多见。

戎鹽，主明目，目痛，益氣，堅肌骨，去毒蟲。生池澤。

戎盐本草溯源

《吴普本草》：戎盐，无毒。李氏曰：大寒。生邯郸、西羌、戎胡山。

《名医别录》：戎盐，味咸，无毒。主心腹痛、溺血、吐血、齿舌出血。一名胡盐。生胡盐山，及西羌北地，及酒泉、福禄城东南角。北海青、南海赤。十月采。

《本草经集注》：戎盐……今戎盐虏中甚有。从凉州来，芮芮河南使及北部胡客从敦煌来，亦得之，自是稀少尔。其形作块片，或如鸡鸭卵，或如菱米，色紫白，味不甚咸，口尝气臭，正如毈鸡子臭者言是真。又河南盐池泥中，自有凝盐如石片，打破皆方，青黑色，善沿马脊疮，又疑此或者。盐虽多种，而戎盐、卤咸最为要用。

《图经本草》在"盐"条中云：今归州及西川诸郡，皆有盐井，汲其水以煎作盐，如煮海之法……下品有戎盐，生胡盐山及西羌北地……今人不能遍识。医家治眼痛及补下药多用青盐，疑此即戎盐。

李时珍在**《本草纲目》**"食盐"条"集解"项云：盐品甚多，海盐取海卤煎炼而成……井盐取井卤煎炼而成，今四川、云南所出是也。池盐出河东①安邑、西夏灵州，今惟解州②种之。

在"戎盐"条李时珍云：本草戎盐云，北海青，南海赤。而诸注乃用白盐，似与本文不合。按《凉州异物志》云："姜赖之墟……累棋而生。出于胡国，故名戎盐。赞云：盐山二岳，二色为质。赤者如丹，黑者如漆，小大从意，镂之为物。作兽辟恶，佩之为吉。或称戎盐，可以疗疾。此说与本草本文相合，亦惟赤、黑二色，不言白者。盖白者乃光明盐，而青盐、赤盐则戎盐也。

综上所述，《神农本草经》所载戎盐，为卤化物类矿物石盐Halite.的结晶。现《中华人民共和国药典》和教科书用名为大青盐。所载"白盐"，即现今食盐。"卤盐"即卤碱为盐卤凝结而成的氯化镁等物质的结晶。

---

① 河东：古地区名。汉以前指山西省西南部。

② 解州：古州名。宋代辖境相当于今山西省运城市闻喜县地。

明目,目痛:大青盐具有清热、凉血、明目之功,用于治疗目赤肿痛、风眼烂眩。故《神农本草经》言其主明目,目痛。

益气:补气之义。

坚肌骨:盐入肾,肾主骨,故言坚肌骨。

去毒虫:大青盐清热解毒,外用治疗牙龈肿痛、风眼赤烂等。故言去毒虫。此处"毒"指"蛊毒"。蛊毒,参阅代赭"本经要义"之"蛊毒"解。可互参。

药物解读

《中华人民共和国药典》一部收载:大青盐,为卤化物类石盐族湖盐结晶体,主含氯化钠。

【性味归经】性寒,味咸。归心、肾、膀胱经。

【功能主治】清热,凉血,明目。用于吐血,尿血,牙龈肿痛出血,目赤肿痛,风眼烂眩。

【药材(饮片)鉴别要点】

戎盐为立方体,八面体或菱形的结晶,有的为歪晶,直径为0.5~1.5cm,白色或灰白色,半透明,具玻璃样光泽。质硬,易砸碎,断面光亮。气微,味咸,微涩苦。

【拓展阅读——炮制】

煅大青盐:取原药材粉碎后,加适量食用水,制成饼状,晒干;用无烟木炭煅烧至白色,即得。

炒大青盐:取原药材,除去杂质,放置铁锅内,加热炒至出现爆响声为度,取出放凉。

【临床药师、临床医师注意事项】

大青盐与光明盐原矿物同为石盐。但光明盐纯度较之大青盐纯度高。大青盐、光明盐和人工炼制之食盐,其主含成分均为NaCl,但中医药认为其性味归经、功能主治不同,注意区别使用。

大青盐因产地不同,其所含杂质不同,常呈各种颜色,如灰色(泥质油点)、黄色(氢氧化铁)、红色(无水氧化铁)、褐色或黑色(有机质)等,有时有蓝色斑点不均匀地分布其中。使大青盐有灰、黄、红、褐、黑等色。临床上多不使用。

医籍论选

戎盐由海中咸水，凝结于石土中而成，色分青赤，是禀天一之精，化生地之五行，故主助心神而明目，补肝血而治目痛，资肺金而益气，助脾肾而坚肌骨。五脏三阴之气，交会于坤土，故去蛊毒。

——清·张志聪《本草崇原》

戎盐，味咸，微寒。入足太阳膀胱经。清膀胱而泻热，开癃闭而利水。

《金匮》茯苓戎盐汤。治小便不利。以其土湿则水道不利。术、苓燥土而泻湿，戎盐利水而泻热也。

戎盐咸寒之性，直走膀胱而清痰热，长于利水。其诸主治，能止吐血尿血，齿舌诸血。以咸走血而性清降也。味咸而甘，入药殊胜。食盐之苦，即青盐也。

——清·黄元御《长沙药解》

山茱萸

【处方用名】山茱萸——山茱萸科 Cornaceae.

【经文】山茱萸，味酸平。主心下邪气，寒热，温中，逐寒湿痹，去三虫，久服轻身。一名蜀枣，生山谷。

本经要义

山茱萸别称：蜀枣（《神农本草经》）、山萸肉（《小儿药证直诀》）、枣皮（《会约医镜》）等。

山茱萸首载于《神农本草经》，列为中品。在本草文献中，以"茱萸"名者有三：山茱萸、吴茱萸、食茱萸。其中食茱萸之名最早见于孙思邈《千金要方》，经本草文献考证为芸香科植物樗叶花椒 *Zanthoxylum ailanthoides* Sieb. et Zucc.的果实（民间农历九月九日重阳节，登高望茱萸，即指此）。李时珍在《本草纲目》"吴茱萸"条"释名"云："茱萸二字义未详。"宋代寇宗奭在《本草衍义》中则疑云："山茱萸与吴茱萸甚不相类。山茱萸色红，大如枸杞子。吴茱萸如川椒，初结子时，其大小亦不过椒，色正青。得名则一，治疗又不同。未审当日何缘如此命名。然山茱萸补养肾脏，无一不宜。"清代邹澍《本经疏证》曰："李濒湖谓山茱萸、吴茱萸不甚相类，未审何缘同名。予则谓惟其同类，是以同名耳。盖至九、十月之交，万象萧索，惟三种茱萸（吴、山、食）累然朱实，灿烂可观，且三物者，荣茂最早，收成反迟，

山茱萸，味酸平。主心下邪氣，寒熱，溫中，逐寒濕痹，去三蟲，久服輕身。一名蜀棗，生山谷。

均为善物。朱者，丹也，臾者善也，是以得名。”

山茱萸、吴茱萸果实成熟后均为红色，周澍谓其实色朱而性臾（善），故名茱萸。明代卢之颐《本草乘雅半偈》在“参”项曰：“茱谐朱，谓木胎火，含阳于内也；萸谐臾，谓冤曲从乙，木之性也。”祝按：“茱萸”即“朱臾”。“朱”，亦作“株”，指树干。《说文解字》徐灏《说文解字注笺》载：“戴氏侗曰：‘朱，干也……条以枚数，干以朱数，别作株。’灏案：戴说是也。朱、株盖相承偏旁。”郭沫若《金文丛考》亦云：“‘朱’乃‘株’之初文。”“臾”，意为拽住拖拉。林义光《文源》曰：“臾从人，臼象两手捽抴一人之形。”《说文解字·申部》载：“臾，束缚捽抴为臾。从申、从乙。”段玉裁注：“乙象草木冤曲，从申从乙者，引文又冤曲之也。”冤曲，意为弯曲，屈缩，不舒展。《说文解字·兔部》载：“冤，屈也。”章炳麟《新方言·释言》：“蕲州谓手在袖中屈不得舒为冤。”祝按：“山”“吴”两茱萸均为小乔木或为灌木，其枝多屈缩，即使人力捽抴仍多作弯曲之状，因有“茱萸”之名。但此说适从于食茱萸也。

山茱萸多生于山区丘陵地带。陶弘景《本草经集注》谓“出近道诸山中”，故名山茱萸。山茱萸成熟后核果长圆形，红色，其形、色均似枣，故又有诸枣名。古代医家对于产妇、老年人、久病体虚者及儿科患者，因其肝肾虚弱，常滋补肝肾，但这四种人又虚不受补（因山茱萸果实具有很强的补益肝肾之功），古人就改用其果肉，故有山萸肉、枣皮之名也。

肖培根院士科研团队研究证实，山茱萸（全果实）具有很强的补肝益肾功能，其滋补之源在果核之内。只用其果肉，习称“枣皮”，实为中医之遗憾也。建议将山茱萸（果实）、山萸肉（果肉，习称枣皮）分别入药，还传统中医临床用药之本来，做到“经药经方，精准处方，精准用药，精准调配”。

山茱萸本草溯源

《吴普本草》：山茱萸。一名鬾实，一名鼠矢，一名鸡足。神农、黄帝、雷公、扁鹊：酸，无毒。岐伯：辛。一经：酸。或生冤句、琅邪，或东海、承县。叶如梅，有刺毛。二月华，如杏。四月实，如酸枣，赤。五月采实。

祝按：吴普已明确指出，山茱萸为果实入药。

《名医别录》：山茱萸，微温，无毒。主治肠胃风邪，寒热，疝瘕，头脑风，风气去来，鼻塞，目黄，耳聋，面皰，温中，下气，出汗，强阴，益精，安五脏，通九窍，止小便利，久服明目，强力，长年。一名鸡足，一名思益，一名寇实。生汉中及琅琊、宛朐、东海承县。九月、十月采实，阴干。

祝按：陶弘景已明确指出，山茱萸为全果实入药。

《本草经集注》：山茱萸，味酸，平、微温，无毒……今出近道诸山中大树，子初熟未干，赤色，如胡颓子，亦可啖。既干后，皮甚薄，当合核为用也。

祝按：陶弘景再次强调，山茱萸"当合核为用"，即全果实入药。

《本草图经》：山茱萸，生汉中山谷及琅邪、冤句、东海承县，今海州亦有之。木高丈余，叶似榆，花白；子初熟未干，赤色，似胡颓子，有核；亦可啖，既干，皮甚薄。九月、十月采实，阴干……旧说当合核为用。而雷斅《炮炙论》云：子一斤，去核取肉皮用，只秤成四两半。

祝按：苏颂亦主张"合核为用"。至于雷斅《炮炙论》云：子一斤去核取肉用。查《雷公炮炙论》："凡使，先取叶、核并杂物了……"经考证，文中"核"字，应为"梗"之误。《本草纲目》《药性解》等，均为"去梗"。再从雷斅《雷公炮炙论》山茱萸项之各种加工炮制方法，均应为去"梗"为是。

性酸平：《神农本草经》言：山茱萸，性平，味酸。《临床中药学》载：山茱萸，性微温，味酸甘。《中华人民共和国药典》载：山茱萸，性微温，味酸，涩。古今对山茱萸的性、味有差异。

主心下邪气："心下"指脾胃。脾胃居中焦，即在"心下"。"邪气"，指与人体正气相对而言，或泛指各种致病因素（六淫七情）及其病理损害。《素问·通评虚实论》载："邪气盛则实，精气夺则虚。"精气，即人体之正气。《素问·评热病论》载："人所以汗出者，皆生于谷，谷生于精。今邪气交争于骨内而得汗者，是邪却而精胜也，精胜则当能食而不复热。复热者，邪气也。汗者，精气也。今汗出而辄复热者，是邪胜也。""邪之所凑，其气必虚。""心下邪气"即指中焦脾胃病变。亦包括心、肺病变。

寒热：详见蜚虻、白垩"本经要义"之"寒热"解。可互参。

温中："中"指中焦脾胃。有时亦包括"肾"。

逐寒湿痹："寒湿痹"即"寒痹""湿痹"的合称。指山茱萸能够治疗寒湿痹痛。风寒湿痹初起，因邪气较盛，此时应以祛邪为主，还不宜选用本品。对于风寒湿邪日久者，并伴有肝肾不足之筋骨痿软者，则宜配伍山茱萸、熟地黄等补益肝肾之品。

去三虫：杀(驱)灭人体之寄生虫。山茱萸"去三虫"功效，是指山茱萸果核有此功效，非山萸肉也。

久服轻身：指山茱萸对人体的补益作用。人体肝肾为重要脏器，人之长寿与肝肾极为密切。山茱萸善补肝肾，经方"肾气丸""左归丸""右归丸""左归饮""右归饮"等，均含有山茱萸。"补益肝肾"则是经文"久服轻身"之要义。

药物解读

《中华人民共和国药典》一部收载：山茱萸，为山茱萸科植物山茱萸 *Cornus officinalis* Sieb. et Zucc.干燥成熟果肉。

祝按：拉丁名"CORNI FRUCTUS"标识为果实入药，而非果肉。

【性味归经】性微温，味酸涩。归肝、肾经。

【功能主治】补益肝肾，收涩固脱。用于眩晕耳鸣，腰膝酸痛，阳痿遗精，遗尿尿频，崩漏带下，大汗虚脱，内热消渴等。

【药材(饮片)鉴别要点】

本品呈不规则的片状或囊状，长1~1.5cm，宽0.5~1cm。表面紫红色(多为新上市之新货)至紫黑色(因贮存时间过久所致)，皱缩，有光泽。顶端有的药材有圆形宿萼痕，基部有果梗痕。肉质柔软，不易破碎。气微，味酸、涩，味苦。

【临床药师、临床医师注意事项】

1. 山茱萸应为果实(合核)入药。自古以来各家所见解不一。从古代传统用药到中医临床效应，以及现代药理学研究证实，均应"合核为用"。

2. 山茱萸临床上有生用和炙用之别。生用长于敛阴止汗；炙用(黄酒制)长于补肝肾，强腰膝。蒸制(醋拌蒸)长于补肾涩精，固肾缩尿。处方书写须"角注"注明。

【拓展阅读——商品药材常见伪品】

目前商品药材常见伪品如下。

1. 鼠李科植物酸枣 *Zizyphus jujuba* Mill.的果肉。药材呈不规则的片状或扁筒状，果皮破裂，皱缩，形状不完整，暗红色至棕褐色。味酸，果肉薄，且质脆易破碎，内表面色较浅，粗糙不光滑。

2. 蔷薇科植物核樱 *Prunus pleiocerasus* Koehne.的成熟果肉。呈不规则片状或囊状。类圆形或长椭圆形，表面紫红色至红紫色，皱缩有光泽。内表面有网状脉纹，质柔软，气微香。味酸，微甜、涩。

3. 葡萄科植物葡萄 *Vitis vinifera* L.的成熟果皮。呈不规则片状或扁囊球状。外表面红褐色，皱缩，无光泽，破裂不完整；内表面灰褐色，有的附有果肉。气微，味酸，微甜。

正品山茱萸中掺杂有以上三种伪品。

医籍论选

山茱萸色紫赤而味酸平，禀厥阴少阳木火之气化。手厥阴属心包，故主治心下之邪气寒热。心下乃厥阴心包之部也。手少阳属三焦，故温中。中，中焦也。中焦取汁，奉心化赤而为血，血生于心，藏于肝。足厥阴肝主之血，充肤热肉，故逐周身之寒湿痹。木火气盛，则三焦通畅，故去三虫。血充肌腠，故久服轻身。

愚按：仲祖八味丸用山茱萸，后人去桂附，改为六味丸，以山茱萸为固精补肾之药。此外并无他用，皆因安于苟简，不深探讨故也。今详观《本经》山茱萸之功能主治如此，学人能于《本经》之内会悟，而广其用，庶无拘隘之弊。

——清·张志聪《本草崇原》

山萸气平。禀天秋成之金气，入手太阴肺经。味酸无毒，得地东方之木味，入足厥阴肝经。气味俱降，阴也。

心下脾之分也，脾之邪，肝木之邪也，肝木血少气亢，则克脾土，并于阳则热，并于阴则寒矣。山萸味酸入肝，益肝血而敛肝气，则心下之寒热自除也。山萸味酸收敛，敛火归于下焦，火在下谓之少火，少火生气，所以温中。山萸气平益肺，肺主皮毛而司水道，水道通调，则皮毛疏理，而寒湿之痹瘳矣。三虫者湿热所化也，湿热从水道下行，则虫亦去也。久服味过于酸，肝气以津,肝者敢也,生气生血之脏也,所以身轻也。

——清·叶天士《本草经解》

山茱萸色紫赤而味酸平,禀厥阴、少阳木火之气化。手厥阴心包、足厥阴肝,皆属于风木也。手少阳三焦、足少阳胆,皆属于相火也。心下巨阙穴,乃手厥阴心包之募,又心下为脾之分……血少气亢则克脾土,并于阳则热,并于阴则寒也。又寒热往来,为少阳之病,山萸禀木火之气化,故咸主之。山萸味酸收敛,敛火归于下焦,火在下谓之少火,少火生气,所以温中。山萸味酸入肝,肝主藏血,血能充肤热肉,所以逐周身寒湿之痹。三虫者,厥阴风木之化也。仲景乌梅丸之酸,能治蛔厥,即此物悟出。肝者,敢也,生气生血之脏也。孙真人生脉散中,有五味之酸,能治倦怠而轻身,亦从此物悟出。

——清·陈修园《神农本草经读》

山茱萸,味酸,性涩,入足厥阴肝经。温乙木而止疏泄,敛精液而缩小便。《金匮》八味丸方在地黄。用之治男子消渴,小便反多,以其敛精液而止疏泄也。水主藏,木主泄,消渴之证,木能疏泄而水不能蛰藏,精尿俱下,阳根失敛。久而阳根败竭,则人死矣。山茱萸酸涩敛固,助壬癸蛰藏之令,收敛摄精液,以秘阳根,八味中之要药也。八味之利水,则桂枝、苓、泽之力,非山茱萸所司也。

——清·黄元御《长沙药解》

山茱萸……大能收敛元气,振作精神,固涩滑脱……收敛之中兼具条畅之性,故又通利九窍,流通血脉,治肝虚自汗,肝虚胁疼腰疼,肝虚内风萌动,且敛正气而不敛邪气,与他酸敛之药不同。

——清·张锡纯《医学衷中参西录》

石灰

石灰，味辛溫。主疽瘍疥瘙，熱氣，惡瘡，癩疾，死肌，墮眉，殺痔蟲，去黑子息肉。一名惡疢。生山谷。

【处方用名】石灰——为石灰岩 Calcaren.经加热煅烧而成的生石灰及其水化产物熟石灰，或两者的混合物，主含碳酸钙。

【经文】石灰，味辛温。主疽疡疥瘙，热气，恶疮，癞疾，死肌，堕眉，杀痔虫，去黑子息肉。一名恶疢。生山谷。

石灰，味辛温。主治疽疡疥瘙，热气，恶疮癞疾，死肌堕眉，杀痔虫，去黑子息肉。一名恶灰。生山谷。（曹元御辑注本）

本经要义

石灰：石，一是指岩石，构成地壳的矿物质硬块，如花岗石、石灰石等。《说文解字·石部》载："石，山石也。"孔颖达疏："石之为物，坚刚而不可入也。"《诗经·小雅·鹤鸣》载："他山之石，可以攻玉。"二是指中药里的矿物部分，称之"药石"。灰，物质燃烧后剩下的残留粉末状物，如炭灰、纸灰、草灰等。《说文解字·火部》载："灰，死火余㶳也。从火，从又。又，手也。火既灭，可以执持。"《释名·释天》载："火死为灰。"《字汇·火部》载："灰，火过为灰。"《周礼·地官·掌炭》载："掌灰物炭物之征令，以时入之，以权量受之，以共邦之用。"唐代韦应物《伤逝》言："染白一为黑，焚木尽成灰。"

石灰为石灰岩加热煅烧而成。苏颂言:“烧青石为灰也。”故名石灰。锻石、矿灰等诸名皆同义。其色白,性至烈,故称白虎。垩,音恶,意为白土;用白土粉刷;作粉饰墙壁解。《尔雅·释宫》载:“以白饰墙谓之垩。”郭璞注:“白刷墙也。”又《考工记·匠人》郑玄注:“以蜃灰①垩墙,所以饰成宫室。”石灰可用于刷墙,故谓之石垩、垩灰。白灰,以色为名。希灰,“希”,义当作“餙”。“餙”为多音字。《龙龛手鉴·食部》载:“餙,音希。”字又同“饰”。明代焦竑《俗书刊误》载:“饰,俗作餙。”灰以粉饰为用,故《名医别录》称希(餙)灰。

石灰本草溯源

《名医别录》:石灰,主治髓骨疽。一名希灰。生中山。又疗金疮,止血大效。

《本草经集注》:石灰,味辛,温。主治疽疡……中山属代郡。今近山生石,青白色,作灶烧竟,以水沃之,则热蒸而解末矣。性至烈,人以度酒饮之,则腹痛下痢,治金疮亦甚良,世名石垩。古今多以构冢,用捍水而辟虫。故古冢中水,以洗诸恶疮,皆即差也。

祝按:陶弘景所述之生、熟石灰之制取与现代传统制取方法一致。

《图经本草》:石灰,生中山川谷,今所在近山处皆有之。此烧青石为灰也,又名石锻。有两种:风化;水化。风化者,取锻石置风中自解,此为有力;水化者,以水沃之则热蒸而解,力差劣。

祝按:苏颂所言与现今所用生石灰、熟石灰制取完全一致。

《本草纲目》石灰条李时珍云:今人作窖烧之,一层柴或煤炭一层在下,上累青石,自下发火,层层自焚而散。入药惟用风化,不夹石者良。

石灰,止血神品也。但不可着水,着水即烂肉。

综上所述,《神农本草经》所载石灰,与现今所用石灰相一致,即为石灰岩经煅烧而成之生石灰,或其水化产物熟石灰,或两者之混合物。

---

① 蜃灰:蜃,音甚,一是指海生软体动物蛤蜊。二是指蚌蛤壳烧成的灰。古代烧蛤类之壳成灰,叫蜃炭,也称蜃灰。

疽疡:疽,中医病名。《灵枢·痈疽》载:“何谓疽?岐伯曰:热气淳盛,下陷肌肤,筋髓枯,内连五脏,血气竭,当其痈下,筋骨良肉皆无余,故命曰疽。疽者,上之皮夭以坚,上如牛领之皮。”疽,是气血为毒邪所阻滞,发于肌肉筋骨间的疮肿。疡,即疮,溃烂。疽疡,指骨疽疮肿溃烂。

疥瘙:指疥疮。

热气:指热毒。《灵枢·痈疽》载:“热气淳盛。”

癞疾:指癞病、疠风,又名大风、大风恶疾、大麻风、麻风。《素问·风论》载:“疠者,有荣气热胕,其气不清,故使其鼻柱坏而色败,皮肤疡溃,风寒客于脉而不去,名曰疠风,或名曰寒热。”

死肌:指肌肉失去活力,僵硬,麻木不仁。

堕眉:指眉毛脱落,为麻风病之临床症状。

痔虫:指痔疮病症。

黑子息肉:黑子,《诸病源候论·瘿瘤等病诸侯·黑痣候》载:“黑痣者,风邪搏于血气,变化生也。夫人血气充盛,则皮肤润悦,不生疵瘕。若虚损,则黑痣变生。然黑痣者,是风邪变其血气所生也。若生而有之者,非药可治,面及体生黑点,为黑痣,亦云黑子。”息,通“瘜”,如“息肉”“赘肉”。黑子息肉,即黑痣浸润肿大的赘肉,如同瘤状物一类病症。

恶疢:“疢”,音衬,指热病。《说文解字·病部》:“疢,热病也。”段玉裁注:“其字从火,故知为热病。《小雅》:‘疢如疾首。’笺云:‘疢,犹病也。’此为疢,为烦热之偁。”晋代左思《悼离赠妹诗二首》之二云:“其疢伊何,痻寐惊悸。”恶疢,指严重的高热病。

药物解读

《中华人民共和国药典》1977年版一部收载:石灰华,为一种含碳酸钙的粉状块。

【性味】性寒,微甘。

【功能主治】清热补肺。用于各种肺热症。

【用法用量】不入汤剂,多入丸散剂,用量3g。

《中药大辞典》收载:石灰,为石灰岩经加热煅烧而成的生石灰及其水化产物熟石灰,即羟钙石,或两者的混合物。

【性味归经】性温,味辛、苦、涩;有毒。归肝、脾经。

【功能主治】解毒蚀腐，敛疮止血，杀虫止痒。用于治疗痈疽疔疮，丹毒，瘰疬痰核，赘疣，外伤出血，水火烫伤，下肢溃疡，久痢脱肛，疥癣，湿疹，痱子等。

【用法用量】内服：1～3g，入丸散剂；或加水溶解取澄清液服。外用：研末调敷，取水溶液涂搽。

【临床药师、临床医师注意事项】

1. 内服不入汤剂。疮口红肿禁用；孕妇慎用；外用腐蚀，只局限于病变部位，不得波及周围健康皮肤。

2. 作防腐蚀剂，用生石灰；敛疮止血，用熟石灰。

医籍论选

石者土之骨，以火煅石成灰，色白味辛性燥，乃禀火土之气，而成燥金之质。遇风即化，土畏木也；遇水即化，火畏水也。禀金气而祛风，故治疽疡疥瘙；禀土气而滋阴，故治热气恶疮癞疾死肌。禀性燥烈，服食少而涂抹多，涂抹则堕眉，杀痔虫，去黑子息肉。

——清·张志聪《本草崇原》

石龙子

【处方用名】守宫——壁虎科 Gekkonidae.

【经文】石龙子，味咸寒。主五瘘，邪结气，破石淋，下血，利小便水道。一名蜥易。生川谷。

石龍子，味鹹寒。主五瘻，邪結氣，破石淋，下血，利小便水道。一名蜥易。生川谷。

本经要义

石龙子：《神农本草经》名石龙子，一名蜥蜴。《尔雅》载："蝾螈，蜥蜴"；"蜥蜴，蝘蜓"；"蝘蜓，守宫也。"陆玑云："虺蜴，一名蝾螈，蜴也，或谓之蛇医，如蜥蜴，青绿色，大如指，形状可恶。"《方言》载："其在泽中者谓之易蜴，南楚谓之蛇医，或谓之蝾螈……桂林之中；守宫大者而能鸣，谓之蛤蚧。"《外台秘要》引《肘后备急方》有"《本草》云：守宫即是蜥蜴"之语。《名医别录》云："一名山龙子、一名守宫、一名石蜴。"《古今注》云："其长细五色者名为蜥蜴，短大者名蝾螈。"陶弘景称有四种："一大形纯黄色，为蛇医母，亦名蛇舅母，不入药，次似蛇医，小形长尾，见人不动，名龙子……"

石龙子本草溯源

《吴普本草》：石龙子，一名守宫，一名石蜴，一名山龙子。

《名医别录》：石龙子，有小毒。一名山龙子，一名守宫，一名石蜴。生平阳及荆山山石间。五月取，著石上令干。

《本草经集注》：石龙子，味咸、寒，有小毒……其类有四种：一大形，纯黄色，为蛇医母，亦名蛇舅母，不入药；次似蛇医，小形长尾，见人不动，名龙子；次有小形而五色，尾青碧可爱，名断蜴，并不螫人；一种喜缘篱壁，名蝘蜓，形小而黑，乃言螫人必死，而未常闻中人。案东方朔云：若非守宫则蜥蜴。如此蝘蜓名守宫矣。以朱饲之，满三斤，杀，干末以涂女子身，有交接事便脱，不尔如赤志，故谓守宫。今此一名守宫，犹如野葛、鬼臼之义也，殊难分别。

《图经本草》：石龙子……一名蜥蜴……按此诸文，即是在草泽中者名蝾螈、蜥蜴，在壁者名蝘蜓、守宫也。然则入药当用草泽者。以五色具者为雄而良，色不具者为雌，力劣耳。五月取，著石上令干。

李时珍在**《本草纲目》**以"守宫[①]"之名立条。并在"释名"项云：守宫善补蝎、蝇，故得虎名。《春秋考异邮》云：守宫食虿，土胜水也。点臂之说，《淮南万毕术》、张华《博物志》、彭乘《墨客挥犀》[②]，皆有其法，大抵不真。恐别有术，今不传矣。杨雄《方言》[③]云：秦、晋、西夏谓之守宫，亦曰蚮蠦[④]，南阳人呼为蝘蜓，在泽中者谓之蜥蜴，楚人谓之蝾螈。

李时珍在"集解"项云：守宫，处处人家墙壁有之。状如蛇医，而灰黑色，扁首长项，细鳞四足，长者六七寸，亦不闻噬人[⑤]。南方有

---

① 守宫：俗称"壁虎"，为壁虎科动物五蹼壁虎 *Gekko swinhoana* Gunther.或其他几种壁虎的全体。

② 《墨客挥犀》：宋代彭乘编撰，十卷。对宋代遗国轶事及诗话、文评引录详细。又有续编十卷，收入《涵芬楼秘笈》。

③ 杨雄《方言》：杨雄，西汉蜀郡郫县人。西汉管史、学者，是汉代道家思想的继承者和发展者，著书颇多。其中《方言》(全称《輶轩使者绝代语释别国方言》)，为我国第一部对方言词汇进行研究的专著，独创个人实际调查的语言研究方法之经典著作。对研究古代地别、风土人情，特别是对研究经方经药，药物之加工炮制解读非常重要。

④ 蚮蠦：即守宫。按杨雄《方言》：守宫，秦晋谓之蚮蠦。

⑤ 噬人：噬，音市，咬；吃。《说文解字·口部》载："噬，啗也。"《方言》载："噬，食也。"

十二时虫①，即守宫之五色者。

综上所述，《本经》所载“石龙子”，为现今临床所用之动物“守宫”。古代也将石龙子科动物多种石龙子当“守宫”使用。

五癃：中医病名，指五种泌尿系统疾病的统称。《灵枢·五癃津液别论》论述人体津液同源于水谷，输布全身，分别发挥着不同的功能作用，并将津液分为五类，即汗、溺、唾、泪、髓五液。其还指出五液代谢发生障碍后则可出现闭阻不通的为癃证。

结气：又称气结、气滞。

石淋：淋证之一，又称砂淋、砂石淋。多因下焦积热，煎熬水液杂质而成。症见尿出困难，阴中痛引少腹，若有砂石排出则痛解，尿多黄赤或尿血。本病属泌尿结石，以膀胱结石尤为多见。《诸病源候论·淋病诸候·石淋候》载：“石淋者，淋而出石也。肾主水，水结则化为石，故肾容沙石。肾虚为热所乘，热则成淋，其病之状，小便则茎里痛；尿不能卒出，痛引小腹，膀胱里急，沙石从小便道出，甚者塞痛令闷绝。”

下血：尿路结石所致之血尿，亦指大便下血。

利小便水道：水道有两义：一是指经穴名，属足阳明胃经。位于腹正中线脐下3寸，旁开2寸许。主治小腹胀痛，小便不利，月经不调，尿路感染等。二是指尿道。利小便水道，指通调水道。

药物解读

《四川中药志》（1960年版）载：石龙子，为石龙子科铜石龙山属动物铜石龙子 *Sphenomorphus indicus*（Gray.）或其他种石龙子的新鲜或干燥个体。别名：四脚蛇。

---

① 十二时虫：李时珍自解：“十二时虫，一名避役，出容州、交州诸处，生人家篱壁、树木间，守宫之类也。大小如指，状同守宫，而脑上连背有肉鬣如冠帻，长颈长足，身青色，大者长尺许，尾与身等，啮人不可疗。《岭南异物志》：其道随十二时变色，见者主有喜庆。《博物志》言：在阴多缃绿，日中变易，或青或绿，或丹或黄，或红或赤。《北户录》言：不能变十二色，但黄、褐、青、赤四色而已。窃按陶弘景言：石龙五色者为蜥蜴。陆佃言：蜥蜴能十二时变易，故得易名。若然，则此虫亦蜥蜴矣，而生篱壁间，盖五色守宫尔。陶氏所谓守宫螫人必死，及点臂成志者，恐是此物。若寻常守宫，既不堪点臂，亦未有螫人至死者也。”

【性味】性寒,味咸,无毒。

【效用】治九子烂疡,肺痈,风湿皮肤发痒及疮毒等症。

《中药大辞典》载:石龙子,为石龙子科石龙子属动物石龙子 *Eumeces chinensis*(Gray.)、蓝尾石龙子 *Eumeceselegans* Boulenger.除去内脏的干燥全体。

【药性】性寒,味咸。有小毒。

【功用】行水,破结,解毒。主治癃闭,石淋,小便不利,恶疮,臁疮,瘰疬等。

石龙子,是中医经典用药,但教科书和《中华人民共和国药典》均未收载。学习《神农本草经》注意传承。

【拓展阅读——石龙子功效主治及使用注意】

石龙子,又名壁虎、守宫、蝘蜓、天龙、蝎虎、壁宫等,为壁虎科动物无蹼壁虎、多疣壁虎、蹼趾壁虎等的干燥全体。综合历代本草文献所述,守宫味咸,性寒,有小毒。归肝经。功能祛风定惊,解毒散结。主治:历节风痛,四肢不遂,惊痫,破伤风,痈疮,瘰疬,疬风,风癣,噎膈等。

用法用量:内服,煎汤2~5g;研末,每次1~2g;亦可浸酒,或入丸、散剂。

祝按:现代临床用守宫同米炒黄研细末,或配入复方中使用,用以治疗食管癌、胃癌、肺癌、肝癌、宫颈癌、鼻咽癌、恶性淋巴瘤、脑肿瘤等多种癌肿,疗效明显。上述疾病参照《神农本草经》所载之"结气"。

黍米

黍米，味甘，溫。主益氣補中，多熱，令人煩。

【处方用名】黍——禾本科 Gramineae.

【经文】黍米，味甘，温。主益气补中，多热，令人烦。

本经要义

黍：音暑。《说文解字》载："黍，禾属而黏者也。以大暑而种，故谓之黍。从禾，雨省声。孔子曰：黍可为酒，禾入水也。"段玉裁据《广韵》改作："黍可为酒，故从禾入水也。"罗振玉《增订殷虚书契考释》载："（甲文）或省水。黍为散穗，与稻不同，故作（散开）之状以象之。"

黍

黍有三指，分述如下。

一，古代专指一种子实叫黍子的一年生草植物，其子实煮熟后有黏性，可以酿酒、做糕点等。

二，黍类的子实，即黍子的简称。《论语·微子》载："止子路宿，杀鸡为黍而食之。"唐代王维《积雨辋川庄作》载："积雨空林烟火迟，蒸藜炊黍饷东菑。"元代赵孟頫《题耕织图二十四首奉懿旨撰》载："黑黍可酿酒，在空羊豕肥。"

三，糜稷一类草本植物。清代段玉裁《说文解字注》载："黍，《九谷考》曰：以禾况黍，谓黍谓禾属而黏者，非谓禾为黍属而不黏者也。禾属而黏者黍，禾属不黏者穈。对文异，散文则通称黍，谓之禾属，要之皆非禾也。今山西人无论黏与不黏统呼之曰穈黍，太原以东则呼黏者为黍子，不黏者为穈子。黍宜为酒，为羞笾之饵餈，为酏粥。穈宜为饭。"唐代杜甫《羌村三首(其三)》载："莫辞酒味薄，黍地无人耕。"宋代王安石《后元丰行》载："麦行千里不见土，连山没云皆种黍。"李时珍《本草纲目》载："稷之黏者为黍，粟之黏者为秫，粳之黏者为糯。"《灵枢·五味》载："五谷：粳米，麻酸，大豆咸，麦苦，黄黍辛……肺病者，宜食黄黍鸡肉桃葱。"

黍本草溯源

《吴普本草》：黍，神农：甘，无毒。七月取，阴干。益中补气。

《名医别录》：丹黍米，味苦，微温，无毒。主治咳逆，霍乱，止泄，除热，止烦渴。

《本草经集注》：丹黍米，味苦，微温，无毒……此即赤黍也，亦出北间，江东时有种，而非土所宜，多入神药用。又黑黍名秬[①]，供酿酒祭祀用之。

《图经本草》：丹黍米……今京东西，河陕间皆种之，然有两种米，粘者为秫，可以酿酒，不粘者为黍，可食，如稻之有粳、糯耳。

《本草纲目》：按许慎《说文》云：黍可为酒，从禾入水为意也。魏子才《六书精蕴》[②]云：禾下从氽，象细粒散垂之形。汜胜之云：黍者暑也。待暑而生，暑后乃成也。

又云：黍乃稷之粘者，亦有赤、白、黄、黑数种，其苗色亦然。

---

① 秬：音句，黑黍。《尔雅·释草》载："秬，黑黍。"陆得明释文："秬，黑黍也。或云，今蜀黍也，米白壳黑。"刑昺疏引李巡曰："黑黍，一名秬黍，秬即黑黍之大名也。"

② 《六书精蕴》：明代魏子才所著。其特点是用古文正小篆之伪，择小篆以补古文之缺漏。

[颂曰]粘者为秫，可以酿酒，北人谓为黄米，亦曰黄糯；不粘者为黍，可食。如稻之有粳、糯也。[时珍曰]此误以黍为稷，以秫为黍也。盖稷之粘者为黍，粟之粘者为秫，粳之粘者为糯。

祝按：李时珍所言，然也。

综上所述：《神农本草经》所载黍米，为现今之黍 *Panicum miliaceum* L.的成熟种子，与稷同一品种之黏性者。其种仁谓之黍米。

益气补中：补中益气。

多热，令人烦：多食易使中焦脾胃生热，热生则使人心烦。

药物解读

《中药大辞典》收载：黍米，为禾本科黍属植物黍的种子。

【性味归经】性微温，味甘。归肺、脾、胃、大肠经。

【功能主治】益气补中，除烦止渴。主治烦渴，泻痢，吐逆，咳嗽，胃痛，小儿鹅口疮，疮痈，烫伤等。

宜忌：不宜多食，多食易伤脾胃热。

【饮片鉴别要点】

黍米，呈类圆球形，直径约为2mm，顶端钝圆，基部略尖，外壳为革质的稃皮，淡黄色，具点状皱纹，剥去稃皮，内含淡黄色或黄白色颖果。气微，味微甘。

医籍论选

黍稷，清热凉血解暑……黍稷味甘性寒，作饭疏爽，香美可爱。服之可以清热凉血，解暑止渴。故书载治痈疽发背瘟疫之证。但多食则有冷气内发。

——清·黄宫绣《本草求真》

蜀羊泉，味苦微寒。主頭禿惡瘡，熱氣，疥瘙，痂癬蟲。療齲齒。生川谷。

蜀羊泉

【处方用名】青杞——茄科 Solanaceae.

【经文】蜀羊泉，味苦微寒。主头秃恶疮，热气，疥瘙，痂癣虫。疗龋齿。生川谷。

本经要义

蜀羊泉：首载于《神农本草经》，列为中品。异名：青杞（《救荒本草》）、裂叶龙葵（《中药大辞典》）、羊泉（《名医别录》）等。

蜀羊泉本草溯源

《名医别录》：蜀羊泉，无毒。主治龋齿，女子阴中内伤，皮间实积。一名羊泉，一名羊饴。生蜀郡。

苏颂**《图经本草》**在“老鸦眼睛草”条载：老鸦眼睛草，生江湖间……叶如苏子叶，故名天茄子。或云即漆姑草也。漆姑即蜀羊泉，已见《本经》，人亦不能决识之。

祝按：苏颂所言“老鸦眼睛草”（以其果实象形而故名），别名漆姑（草），即蜀羊泉。从所附药图“高邮军老鸦眼睛草”，实为茄科茄属植物“龙葵”。

《本草纲目》蜀羊泉“释名”项云：诸名莫解，

能治漆疮[1],故曰漆姑。

李时珍又在"集解"项云:漆姑有二种:苏恭所说是羊泉,陶、陈所说是小草,苏颂所说老鸦眼睛草,乃龙葵也。

《救荒本草》:青杞,本草名蜀羊泉,一名羊泉,一名羊饴。俗名漆姑。生蜀郡山谷……苗高二尺余,叶似菊叶稍长,花开紫色。子类枸杞子,生青熟红。根如远志无心有掺。味苦,性微寒,无毒。

《植物名实图考》:蜀羊泉,《本经》中品。《救荒本草》谓之青杞,叶可煠食,今从之。

《中国高等植物图鉴》:青杞 *Solanum septemlobum* Bunge.别名蜀羊泉、野枸杞、野茄子……全国各地均有分布,常见于山坡向阳处及树边路旁,全草入药。在民间,有的地方将同属植物白英 *Solanum lyratum* Thunb.、欧白英 *Solanum dulcamara* L.当蜀羊泉(野茄子)入药使用,注意鉴别。

头疮:又称"白秃""白秃疮""癞头"。由风邪袭入头部皮肤腠理,结聚不散;或由接触传染所致。多见于小儿。初起头皮上有灰白色屑斑,小如花癣,大如钱币,逐渐蔓延成片,毛发干枯、脱落,形成秃斑。病程较长,经久不愈。又称之为"头癣""白癣"等。现在很少见此病。

恶疮:凡疮疡表现为焮肿痛痒,溃烂后浸淫不休,经久不愈者,统称为"恶疮"。

热气:指热邪,病因之一。六淫中与火同一属性。《素问·阴阳应象大论》载:"其在天为热,在地为火,在体为脉。"

疥瘙:"疥",即"疥疮",出自《刘涓子鬼遗方》。本病病因为风湿热邪郁结于皮肤,接触传染。疥疮以手指缝最为多见,常见于肘窝、腋下、小腹、腹股沟、臀腿等处,甚则遍及全身,故体表常见抓痕和结痂。依瘙痒抓后有无滋水,又有"干疥""湿疥"之称。如因搔抓破皮肤引起继发感染化脓者,则称为"脓疥"。该病现已少见。《诸病源候论·疮病诸候·疥候》载:"疥者,有数种。有大疥,有马疥,有水疥,有干疥,有湿

---

① 漆疮:中医病名,又叫漆咬,相当于现今接触性皮炎。民间俗称漆过敏、漆疮。多发生于对漆树过敏者。

疥,多生手足,乃至遍体……"

痂癣虫:"痂"指"干疥"。因搔痒,皮所起之干痂也。此为风热邪气深入肌肉间所致。"癣虫"即巢元方所言之"疥虫"。巢元方在《诸病源候论·疮病诸候·疥候》云:"干疥者,但痒搔之皮起,作干痂。湿疥者,小疮皮薄,常有汁出。并皆有虫,人往往以针头挑得,状如水内瘑虫。此悉由皮肤受风邪热气所致也。按九虫论云:蛲虫多所变化多端,或作瘑、疥、痔、瘘,无所不为。"

疗龋齿:龋齿为齿病,即蛀牙,俗称虫牙。

药物解读

《中药大辞典》载:蜀羊泉,为茄科茄属植物青杞 *Solanum septemlobum* Bunge.的全草或果实。

【性味归经】性寒,味苦。有小毒。归肝、胆经。

【功能主治】清热解毒,散结消肿。治疗咽喉肿痛,痄腮,疥癣,无名肿毒等。

注:蜀羊泉,现代教科书和《中华人民共和国药典》不载。但民间广为应用,药源极为丰富。该药是一种很有发展前景的中药。

水苏

水蘇，味辛微溫。主下氣，辟口臭，去毒。辟惡。久服，通神明，輕身，耐老。生池澤。

【处方用名】水苏——唇形科 Labiatae.

【经文】水苏，味辛微温。主下气，辟口臭，去毒。辟恶。久服，通神明，轻身，耐老。生池泽。

水苏，味辛微温。主下气杀谷、辟口臭，去毒，辟恶气。久服通神明，轻身耐老。生池泽。（曹元宇辑注本）

本经要义

水苏：植物名，泛指一年生草本植物紫苏、白苏等。水苏，始载于《神农本草经》，列为中品。李时珍在《本草纲目》中云："此草似苏而好生水旁，故名水苏。其叶辛香，可以煮鸡，故有龙脑、香苏、鸡苏诸名。芥蒩、芥苴当作芥苏，乃是一名而误录尔，亦因味辛如芥，故名。"

水苏本草溯源

《吴普本草》：芥蒩，一名水苏，一名劳祖，一名鸡苏。

《名医别录》：水苏，无毒，主治吐血、衄血、血崩。一名鸡苏，一名劳祖，一名芥苴，一名瓜苴，一名道华。生九真，七月采。

《本草经集注》：水苏，味辛，微温，无毒。主下气，杀谷，除饮食。辟口臭……方药不用，世中莫识。昔九真辽远,亦无能识访之。

《图经本草》:水苏,生九真池泽。今处处有之,多生水岸傍,苗似旋覆,两叶相当,大、香馥,青、济间呼为水苏,江左名为荠苧,吴会谓之鸡苏。南人多以作菜,主诸气疾及脚肿。江北甚多而人不取食。又江左人谓鸡苏、水苏是两种。陈藏器谓荠苧自是一物,非水苏,水苏叶有雁齿,香薷气辛,荠苧叶上有毛,稍长,气臭,主冷气泄痢,可为生菜,除胃间酸水。

祝按:苏颂所述,水苏之植物形态和生境,以及所附药图"水苏",是唇形科水苏属 Stachys.植物无疑。

《本草纲目》:水苏、荠苧一类二种尔。水苏气香,荠苧气臭为异。水苏三月生苗,方茎中虚,叶似苏叶而微长,密齿,面皱色青,对节生,气甚辛烈。六七月开花成穗,如苏穗,水红色。穗中有细子,状如荆芥子,可种易生,宿根亦自生。沃地者苗高四五尺。

祝按:李时珍对水苏的生态习性与形态描述,以及所附药图"水苏(鸡苏)""荠苧"等历史文献查考,与《中国高等植物图鉴》第三册第 5 275 图水苏 *Stachys japonica* Miq.、第 5 273 图毛水苏 *Stachys baicalensis* Fisch ex.Benth.、华水苏 *Stachys chinensis* Bunge ex. Benth.相一致。

综上所述:《神农本草经》所载水苏,为唇形科水苏属植物水苏 *Stachys japonica* Miq.及其同属其他品种。

下气:降气、排气、理气。一指胃肠郁结而排泄气体,即矢气(放屁)。二指人体下部之气。《灵枢·口问》载:"故上气不足,脑为之不满,耳为之苦鸣,头为之苦倾,目为之眩。中气不足,溲便为之变,肠为之苦鸣。下气不足。则乃为痿厥心悗。"三为运气学说术语,指六气定位之气,如水为下之土气、土为下之木气等。四指平降气逆的一种治疗方法。

辟口臭:"辟"通"避",回避、治疗之意;又通"澼",有漂洗、清洁之义。口臭,指口腔内之气秽浊而臭,多见于虚火郁热,蕴于胸胃,或见于齿痈、肺痈等。辟口臭,指清洁口腔,治理口臭。治宜以清胃泻火为主。

去毒:解毒。

辟恶：指外感病邪和各种致病病邪。

药物解读

《中药大辞典》收载：水苏，为唇形科水苏属植物水苏 *Stachys japonica* Miq.、华水苏 *Stachys Chinensis* Bunge. ex Benth.、毛水苏 *Stachys baicalensis* Fisch.ex Benth.的全草或根。

【性味归经】性凉，味辛。归肺、胃经。

【功能主治】清热解毒，止咳利咽，止血消肿。用于治疗感冒，痧症，肺痿肺痈，头风目眩，咽痛失音，吐咯衄血，崩漏，痢疾，淋证，跌打肿痛等。

【用法用量】内服：煎汤 9～15g，鲜品可用至 30g，或捣汁。外用：煎汤洗；或研末撒；或掏绒外敷。

医籍论选

鸡苏专入肠、胃。即龙脑薄荷也。又名水苏。生于水旁。系野生之物。味辛微温。功有类于苏薄，但苏薄其性稍凉，水苏其性稍温；苏薄其性主升，水苏其性主降；苏薄多于气分疏散，水苏多于血分温利。故凡肺气上逆，而见头风目眩与血瘀血热，而见肺痿血痢、吐衄崩淋、喉腥口臭邪热等病者。皆当用此宣泄。

——清·黄宫绣《本草求真》

松萝

【处方用名】松萝——松萝科 Sonocchio.

【经文】松罗，味苦平。主瞋怒邪气，止虚汗头风，女子阴寒肿痛。一名女萝。生山谷。

本经要义

松萝：松萝始载于《神农本草经》，列为中品。松，木名。松科植物的泛称。松萝种类繁多，多为常绿乔木，生长于高海拔高寒地区。萝，指某些萝生植物，如女萝、藤萝、茑萝。《玉篇》载："萝，女萝，托松而生。"《诗经》载："茑与女萝[①]，施于松柏。"

松萝细长蔓延，似若丝织罗网纠结缠绕。正如陶弘景所言："东山甚多，生杂树上，而似松上者为真。"故名松萝。本品因寄生松树上而得名。松萝细柔罗绢，故以为名。本品因在树枝干上悬挂生长，形似长挂面条，故又名"山挂面"。罗网交织，疏密相间，远眺之，蒙蒙然若云雾遮障，故又名"云雾草"。其他异名有龙须草、老君须、关公须等，均以其形似而命名之。

松羅，味苦平。主瞋怒邪氣，止虛汗頭風，女子陰寒腫痛。一名女蘿。生山谷。

① 女萝：《本草经考注》云："女者，细小柔弱之义。"

松萝本草溯源

《名医别录》:松萝,味甘,无毒。主治淡热[1],温疟,可为吐汤,利水道,生熊耳山松树上。五月采,阴干。

《本草经集注》:松萝,味苦、甘,平,无毒…… 东山甚多,生杂树上,而以松上者为真。《毛诗》云:茑与女萝,施于松上。茑是寄生,今以桑上者为真,不用松上者,此互为异同尔。

苏颂在**《图经本草》**桑寄生条云:《尔雅》寓木,宛童。郭璞云:寄生,一名茑。《诗·弁》云:茑与女萝。陆玑《疏》云:叶似当卢,子如覆盆,赤黑甜美(此说不是松萝,应是桑寄生)。而中品有松萝条,即女萝也,《诗》所谓"茑与女萝,施于松上",是也(此说应是正品松萝)。

关于古代之误传,松萝为桑上寄生和菟丝之说,李时珍在《本草纲目》"松萝"条"集解"项作了详细解读:按毛苌《诗注》云:女萝,兔丝也。《吴普本草》:兔丝一名松萝。陶弘景谓茑是桑上寄生,松萝是松上寄生……又言:在木为女萝,在草为兔丝。郑樵《通志》言:寄生有二种:大曰茑,小曰女萝。陆玑《诗疏》言:兔丝蔓生草上,黄赤如金,非松萝也。松萝蔓延松上生枝正青,与兔丝殊异。

综上所述:古今所药用松萝,为松萝科附生植物长松萝 *Usnea longissina* Ach.、破茎松萝 *Usnea diffracta* Vain.的丝状体。

瞋怒邪气:瞋,通"嗔"。一是表示怒、生气。《广韵》载:"瞋,怒也。"唐代杜甫《丽人行》载:"炙手可热势绝伦,慎莫近前丞相瞋。"二是表示发怒时瞪着眼睛。《说文解字》载:"瞋,张目也。"《张耳陈余列传》载:"将军瞋目张胆,出万死不顾之计,为天下除残。"《灵枢·寒热病》载:"阳气盛则瞋目,阴气盛则瞑目。"

瞋怒邪气指头目疼痛病邪,阴阳两气交于目锐眦,阳气盛时则使人两目张而不合。

虚汗头风:虚汗,阴虚汗出,多为肺肾阴虚所致。

---

① 淡热:淡,应为"痰",淡热,应为"痰热"。

头风,一是指头痛经久不愈,时作时止。明代方隅《医林绳墨》载:“浅而近者,名曰头痛;深而远者,名曰头风。”多因风寒或风热侵袭,及痰瘀郁遏头部经络所致。其头痛反复发作,痛势一般较剧,兼症不一。如兼有目痛,甚则失明;或兼见鼻流臭涕,或兼见恶心、眩晕耳鸣;亦可兼见头部麻木或项强。二是指头部感受风邪之症的总称,包括头痛、眩晕、口眼㖞斜、头痒多屑等各种症状。

女子阴寒肿病:阴寒,又名阴冷,指自觉前阴寒冷。因下元虚冷寒凝结者,男子阴冷而阳痿不举;女子阴冷而腹内亦觉寒冷,多影响生育。如《金匮要略·妇人妊娠病脉证并治》载:“妇人怀娠六七月,脉弦发热,其胎愈胀,腹痛恶寒者,少腹如扇,所以然者,子脏开故也,当以附子汤温其脏。”阴寒肿痛,指女子子脏寒冷胀痛。

药物解读

《中药材手册》(1959 年):松萝,为松萝科植物松萝 *Usnea diffracta* Vain.、长松萝 *Usnea longissina* Ach.、花松萝 *Usnea florida* (L.) Wigg.的干燥叶状体,属地衣类植物,野生悬垂于深山松树上及其他树上或岩石上。

【效用】

松萝:除湿通络,活血理气,清热解毒,止咳化痰。治疗风湿关节痛,腰痛,疝气及跌打损伤。

长松萝:舒筋活血,拔毒生肌,驱虫。治疗跌打损伤,骨折刀伤,疖肿,疮毒及风湿性关节痛。

花松萝:祛风湿,利尿,强心。治疗骨痛,咳嗽,肺结核。

《中药大辞典》收载:松萝,为松萝科植物长松萝 *Usnea longissina* Ach.、破茎松萝 *Usnea diffracta* Vain.的丝状体。

【性味】性平,味苦甘。

【功能主治】清肝,化痰,止血,解毒。治疗头痛,目赤,咳嗽痰多,疟疾,瘰疬,白带,崩漏,外伤出血,痈肿,蛇毒咬伤等。

粟米，味咸微寒。主養腎氣，去胃脾中熱，益氣。陳者，味苦，主胃熱，消渴，利小便。

粟米

【处方用名】粟（小米）——禾本科 Gramineae.

【经文】粟米，味咸微寒。主养肾气，去胃脾中热，益气。陈者，味苦，主胃热，消渴，利小便。

本经要义

粟米：粟，一是古代泛指谷类。《说文解字》载："粟，嘉谷实也。"段玉裁注："古者民食莫重于禾黍，故谓之嘉谷。谷者，百谷之总名。嘉者，美也……嘉谷之实曰粟，粟之皮曰糠，中曰米。"二是指粟谷，今北方通称"谷子"，去皮后叫小米。宋代罗愿《尔雅翼》载："古不以粟为谷之名，但米之孚壳者皆称粟，今人以谷之最细而圆者为粟，则粱是其类。"《本草纲目》载："粟，即粱也，穗大而毛长粒粗者为粱，穗小而毛短粒细者为粟。"粟，古字作㮚，为会意字，王筠《句读》载："上象蒂形，下象实形。"

粟是古代主要粮食作物之一，为民生之必需。秦汉以前，粟为谷类之总称；汉以后，始称穗大毛粒粗者为粱，穗小毛粒细者为粟。李时珍："粱者，良也……或云种出自粱州，或云粱米性凉，故得粱名。"

粟米本草溯源

《吴普本草》：陈粟，神农、黄帝：苦，无毒。治痹热渴。粟养肾气。

《名医别录》：粟米，味咸，微寒，无毒。主养肾气，或脾胃中热，益气。陈者，味苦，主治胃热、消渴、小便。

《本草经集注》：粟米，味咸，微寒，无毒……江东所种及西间皆是，其粒细于粱米，熟舂令白，亦以当白粱，呼为白粱粟，陈者谓经三五年者，或呼为粢米[①]，以作粉，尤解烦闷，服食家亦将食之。

祝按：陶弘景对《神农本草经》和《吴普本草》中所言“陈粟”加以注解。犹如陈皮陈者也。

《图经本草》在“粱米”条云：粱米，有青粱、黄粱、白粱者，皆粟类也……种类亦多，功用则无别矣。其泔汁及米粉皆入药，近世作英粉乃用粟米浸累日，令败，研澄取之。

李时珍在《本草纲目》“释名”项云：粟古文作㮚，象穗在禾上之形。而《春秋题辞》云：西乃金所立，米为阳之精，故西字合米为粟。此凿说也。许慎云：粟之为言续也。续于谷也。古者以粟为黍、稷、粱、秫之总称，而今之粟，在古但乎为粱。后人乃专以粱之细者名粟，故唐孟诜《本草》言：人不识粟，而近世皆不识粱也。大抵粘者为秫，不粘者为粟。故呼此为籼粟，以别秫而配籼、北人谓之小米也。

祝按：粟米即小米也。

肾气：肾精化生之气。《素问·上古天真论》载：“女子七岁，肾气盛，齿更发长。二七而天癸[②]至，任脉通，太冲脉[③]盛，月事以时下，故有子。三七，肾气平均，故真牙生而长极。四七，筋骨坚，发长极，身体盛壮，五七，阳明

① 粢米：粢，音资。一指稷，即北方谷子。《尔雅·释草》载：“粢，稷。”郭璞注：“今江东人呼粟为粢。”《玉篇》载：“粢，稷米也。”二指谷类的总称。《国语·周语》载：“上帝之粢盛于是乎出。”古代六粢谓六谷：黍、稷、稻、粱、麦、苽。此处粢米指粟米。

② 天癸：天，先天之谓。癸，为十天干之一，在五行属水，在五脏属肾，故天癸指肾水。天癸，指藏于肾精之中，能促进生殖功能成熟的物质。亦即能促进人体生长、发育和生殖功能，维持女人月经和胎孕所必需的物质。它来源于男女之肾精，受后天水谷精微的滋养而逐渐充盛。另，天癸又特指女人月经的代名词。

③ 太冲脉：冲脉有充养女子月经和胞胎的功能。冲脉又为奇经八脉之一。其主行路线，起于气冲穴部位与足少阴肾经相并，挟脐旁上行，到胸中后分散。本脉之病候，主要表现为气上冲心，月经不调、崩漏、不孕等症。

脉衰,面始焦,发始堕。六七,三阳脉衰于上,面皆焦,发始白。七七,任脉虚,太冲脉衰少,天癸竭,地道不通,故形坏而无子也。丈夫八岁,肾气实,发长齿更。二八,肾气盛,天癸至,精气溢泻,阴阳和,故能有子……"《灵枢·脉度》载:"肾气通于耳,肾和则耳能闻五音矣。"

胃脾中热:中焦脾胃热邪。

益气:补气。

胃热:中焦脾胃热邪。

消渴:又名痟渴,消瘅,病证名,泛指以多饮、多食、多尿症状为特点的病证。多因过食肥甘,饮食失宜,或情志失调,劳逸失度,导致脏腑燥热、阴虚火旺所致。《素问·奇病论》载:"肥者令人内热,甘者令人中满,故其气上溢,转为消渴。"

利小便:通利小便。

药物解读

《中药大辞典》收载:粟米,为禾本科狗尾草属植物粱 *Setaria italica* (L.) Beauv.、变种粟 *Setaria italica* (L.) Beauv. Var germanica (Mill.) Schred. 的种仁。因储存陈久者称为粟米、粢。

【性味归经】性凉,味甘,性寒。归肾、脾、胃经。陈粟米:苦、寒。

【功能主治】和中,益肾,除热,解毒。用以治疗脾胃虚热,反胃呕吐,腹满食少,消渴,泻痢,烫火伤。陈粟米:除烦,止痢,利小便。

【饮片鉴别要点】

粟米呈类球形,直径约为2mm,上端稍钝圆,下端稍尖。表面红黄色,粗燥,有4条明显凸起的纵棱。质坚,断面白色,呈粉性。味微甘。

【拓展阅读——古今对谷类黍、粟、稷的认识】

稷:禾本科黍属植物黍 *Panicum miliaceum* L.的种子不黏者。

黍(米):别称稷、糜子、黍,为禾本科黍属植物黍 *Panicum miliaceum* L.的种子。与稷同品种不同类型。

蜀黍:为禾本科蜀黍属植物蜀黍 *Sorghum vulgare* Pers.的种仁。异名:高粱、秫米、籼米。

粱:禾本科狗尾草属植物粟 *Setaria italica* (L.) Beauv.的种子。

粟:为禾本科植物狗尾草属植物 *Setaria italica* (L.) Beauv.的种仁。不

黏性品种。异名小米、谷子、粱。

秫：为禾本科狗尾草属植物粟 *Setaria italica*（L.）Beauv.的一种黏性品种的种仁。

玉蜀黍：为禾本科玉蜀黍属植物玉蜀黍 *Zea mays* L.的种子。异名玉米、苞谷、黄金米等。

医籍论选

粟米，功专入肾养气，及消胃热。凡人病因肾邪，而见小便不利，消渴泄痢；与脾胃虚热，而见反胃吐食，鼻衄不止者，须当用此调治。以寒能疗热，咸能入肾，淡能渗湿。粟为谷类，谷又能养脾胃故也。

——清·黄宫绣《本草求真》

天雄，味辛溫。主大風，寒濕痹，瀝節痛，拘攣，緩急。破積聚，邪氣，金創，強筋骨，輕身健行。一名白幕。生山谷。

天雄

【处方用名】天雄——毛茛科 Ranunculaceae.

【经文】天雄，味辛温。主大风，寒湿痹，沥节痛，拘挛，缓急。破积聚，邪气，金创，强筋骨，轻身健行。一名白幕。生山谷。

本经要义

天雄：天雄，指其功效卓著，猛烈。本草文献中特指毛茛科植物乌头的块根，其功效特别。《淮南子》载："天雄、乌喙，药之凶毒也。良医以活人。"《广雅》云："蕪，奚毒，附子也。"一岁为萴子，二岁为乌喙，三岁为附子，四岁为乌头，五岁为天雄。陶弘景云："天雄似附子，细而长者便是，长者乃至三、四寸许，此与乌头、附子三种，本并出建平，谓为三建。"苏敬《新修本草》载："天雄、附子、乌头等，并以蜀道锦州、龙州出者佳……《尔雅》云：芨，堇草。郭注云：乌头苗也，此物本出蜀汉，其本名堇，今讹为建，遂以建平释之。"《本草衍义》载："乌头、乌喙、天雄、附子、侧子，凡五等，皆一物也……风家即多用天雄，亦取其大者。"

从以上论述可知：天雄实为乌头之块根大者，并旁未生（侧子）附子，即整个母根也。

乌头之名

乌头之名,因形似乌鸟之头,故谓之乌头。又以其多属野生者,乃称其草乌头,简称草乌。其性大毒,故称五毒根、毒草根。乌头原为野生,至宋代,本草文献始有人工栽培乌头的记载。随着乌头种植业的发展,乌头的名称也随之发生了变化。宋以前,乌头并无川、草之分。宋代《宝庆本草折衷》最早将"草乌头"分立为专条。至明代,《本草纲目》始,进一步明确:"乌头有两种,出彰明者即附子一母,今人谓之川乌头,是也。""乌头之野生于他处者,俗谓之草乌头……出江北者曰淮乌头。"可见,古之草乌头,乃是乌头之野生品,此处所谓之"草",作"野生"解。所云"江北",系长江以北广大地区的总称。现有资料表明,这一带地区除生长有乌头外,还有北乌头、毛叶乌头等多种乌头。故李时珍所谓"出江北"而称"淮乌头"者,除乌头外,还应包括北乌头及其他种类乌头。(我国现有乌头属 *Aconitum* 植物 170 种之多)

天雄本草溯源

《吴普本草》在"大豆黄卷"条载:神农、黄帝、雷公:无毒。采无时。去面皯。得前胡、乌喙、杏子、牡蛎、天雄……

《名医别录》:天雄,味甘,有大毒。主治头面风去来疼痛,心腹结积关节重不能行步,除骨间痛,长阴气,强志,令人武勇,力作不倦。又堕胎。生少室。二月采根,阴干。

《本草经集注》:天雄,味辛、甘,温、大温,有大毒……今采用八月中旬。天雄似附子,细而长者便是,长者乃至三、四寸许,此与乌头、附子三种,本并出建平,谓之三建。今宜都、佷山最好,谓为西建。钱塘间者谓之东建,气力劣弱,不相似,故曰西水犹胜东白也。其用灰杀之时,有冰强者并不佳。

《图经本草》在"侧子"条云:乌头、乌喙,生郎陵山谷,天雄生少室山谷;附子,侧子生犍为山谷及广汉。今并出蜀土。然四品都是一种所产,其种出于龙州……其长三、二寸者为天雄。割削附子旁尖芽角为侧子,附子之绝小者亦名侧子。元种者,母为乌头,其余大小者皆为附子……

《本草纲目》"释名"项李时珍云:天雄乃种附子而生出或变出,其形长而不生子,故曰天雄。其长而尖者,谓之天雄,象形也。

在"集解"项,李时珍云:天雄有二种:一种是蜀人种附子而生出长者,或种附子而尽变成长者,即如种芋形状不一之类;一种是他处草乌头之类,自生成者,故《别录》注乌喙云,长三寸以上者为天雄是也。入药须用蜀产曾经酿制者。

祝按:李时珍把天雄的品种与基原定格非常精准,而后人将"附子"加工炮制成"炮天雄",误也。

大风:古病名,麻风。《素问·长刺节论》:"病大风,骨节重,须眉坠,名曰大风。"

寒湿痹:痹,闭也,闭阻不通,又称痹证。病证名,泛指邪气闭阻肢体、经络、脏腑所引起的多种疾病。《素问·痹论》:"黄帝问曰:痹之安生?岐伯对曰:风寒湿三气杂至,合而为痹也。其风气胜者为行痹,寒气胜者为痛痹,湿气胜者为著痹也"。寒湿痹,即指感受寒湿二气所致之痹证。临床表现肢体疼痛、麻木、伸屈不利等症状。读者可详读《素问·痹论》。

沥节痛:与水、湿有关,又称历节风、鹤膝风、鹤膝游等。多由三阳亏损,风、湿邪外袭,阴寒凝滞所致。多表现为形寒发热、膝部肢节肿痛、步履不便、疼痛等症。关节肿大,形如鹤膝。

拘挛:病证名,又谓痀挛,属筋病范畴。多因阴血不足,风寒湿热侵袭以及瘀血留滞所致,或因血虚不能养筋所致,或因肝气失于疏养所致等。其状四肢牵引拘挛,活动不能自如,或自觉紧缩感,以致影响活动。多见于四肢、两肋及少腹。《素问·缪刺论》:"邪客于足太阳之络,令人拘挛背急,引胁而痛,刺之从项始数脊椎侠脊,疾按之应手如痛……"

缓急:使紧急得到松弛、舒缓而恢复正常。《素问·通评虚实论》:"缓则生,急则死。"王冰注:"缓,谓如纵缓。急,谓如弦张之急。非往来之缓急也。"

积聚:参阅白垩“本经要义”之“积聚”解。可互参。

邪气:参阅寒水石“本经要义”之“邪气”解。可互参。

金创:同金疮、金疡。由金属器刃所伤,致肢体肿痛或致感染。

金疮初伤候:夫被金刃所伤,其疮多有变动。若按疮边干急,肌肉不生,青黄汁出,疮边寒清,肉消臭败,前出赤血,后出黑血,如熟烂骨,及血出不止,白汁随出,如是者多凶。

毒箭所伤候:夫被弓弩所伤,若箭镞有毒药,入人皮脉,令人短气,须臾命绝。

金疮久不瘥候:夫金疮有久不瘥者,脓汁不绝,肌肉不生者,其疮内有破骨断筋,伏肉腐肉,缺刃竹刺,久而不出,令疮不愈,喜出青汁。(《诸病源候论·金疮病诸候》)

药物解读

天雄一药,《中华人民共和国药典》和统编教材均未单独记载。《中药大辞典》收载:天雄,为毛茛科乌头属植物乌头 *Aconitum carmichaeli* Debx.,其药材名为 *Radix Aconiti* Singularis.

【性味归经】性热,味辛。有大毒。归肾经。

【功能主治】祛风散寒,益火助阳。主治寒湿痹,历节风痛,四肢拘挛,心腹冷痛,痃癖癥瘕。

【药材鉴别要点】

药材呈长锥形,稍弯曲,顶端常有短残茎,中部多向一侧略膨大。表面棕褐色至灰棕色,有小瘤状突起的支根。质坚实,断面类白色或灰黄色,形成层环多角形。气微,味辛辣,麻舌。

医籍论选

附子种在土中。不生侧子,经年独长大者,故曰雄也。土人种附子,地出天雄。便为不利。如养蚕而成白僵也。时俗称谓一两外者为天雄。不知天雄长三四寸许,旁不生子。形状各异。

天雄、附子,《本经》主治稍异,而旨则同。故不加释。

李士材曰:天雄之用,与附子相仿,但功力略逊耳。李时珍曰:乌头、附子、天雄皆是补下焦命门阳虚之药,补下所以益上也。若是上焦阳虚。即属心脾之分，当用参芪，不当用天雄也。

乌附天雄之尖皆是向下，其气下行，其脐乃向上。生苗之处。寇宗奭言其不肯就下，张元素言其补上焦阳虚，皆是误认尖为上耳。唯朱震亨以为下部之佐者得之，而未发出此义。卢子由曰：天以体言，雄以用言，不杂于阴柔，不惑于邪乱。若夫风寒湿痹证，及积聚邪气、金疮，嫌于无阳者，乃得行险，而不失其正。

——清·张志聪《本草崇原》

铁落

鐵落，味辛平。主風熱，惡創，瘍疽瘡，痂疥。氣在皮膚中。

鐵精，平。主明目，化銅。

鐵，主堅肌，耐痛。生平澤。

【处方用名】铁落——磁性氧化铁，主含四氧化三铁。为生铁煅至红赤，外层氧化时被锤落后的铁屑。

【经文】铁落[1]，味辛平。主风热，恶創，疡疽疮痂疥。气在皮肤中。

铁精[2]，平。主明目化铜。

铁主坚肌耐痛。生平泽。

本经要义

铁落：铁落一名，始载于《神农本草经》，列为中品。苏敬等在《新修本草》“铁精”条云：“铁落是锻家烧铁赤沸，砧上锻之，皮甲落者也。”李时珍在《本草纲目》“铁落”条“释名”项云：“生铁打铸，皆有花出，如兰如蛾，故俗谓之铁蛾，今烟火家用之。”故又谓之“铁花”“铁落花”“铁屎”（《备急千金要方》）

---

① 铁落：为生铁煅至红赤，外层氧化时被锤落的铁屑。铁落为传统中医处方用名。《经史证类备急本草》将《神农本草经》内容分为三条，即铁精石、铁落、铁。唐代《新修本草》亦分为三条：铁落、铁、铁精。《本草纲目》也分为三条分别论述：铁（指铁矿石冶炼出的生铁，又称铸铁）、铁落、铁精。

② 铁精：为炼铁炉中的灰烬。李时珍在《本草纲目》金石部“铁精”条“释名”项云：“铁精，铁之精华也。出煅灶中，如尘紫色。”

者，以其为锻铁弃物也。《名医别录》中“铁液”之名，陶弘景云：“铁落……一名铁液，可以染色[①]。”陶氏又在《本草经集注》“铁精”条云：“铁落……是染皁[②]铁浆。”此说乃然承接其《名医别录》之说。宋代《嘉祐本草》有“铁浆”之名。经本草文献考证，铁浆即铁液。

铁落本草溯源

《名医别录》：铁落，味甘，无毒。除胸膈中热气，食不下，止烦，去黑子。一名铁液，可以染皂。生牧羊平泽及枋城，或析城。采无时。

《本草经集注》：铁落，味辛、甘，平，无毒。……铁落，是染皂铁浆。生铁，是不被鐳、枪、釜之类。钢铁[③]，是杂炼生镰，作刀、鎌[④]者。铁精，出锻竈[⑤]中，如尖紫色，轻者为佳，亦以摩莹铜器也。

《图经本草》：铁，《本经》云铁落出牧羊平泽及祊城或析城，诸铁不著所出州郡，亦当同处耳。今江南、西蜀有炉冶处皆有之。铁落者，锻家烧铁赤沸，砧上打落细皮屑，俗呼为铁花是也。初炼去矿，

---

① 一名铁液，可以染色：“铁液”“铁浆”为同一物。据陈贵庭考证，铁液“为生铁浸于水中生锈后所生成的一种溶液”，可以染色。

② 皁：音灶。一指皁斗的略称，指栎实、柞实等，其壳斗煮汁，可以染黑，后作“皂”。《说文解字》载：“草，草斗，栎实也。”徐铉等注：“今俗以此为草木之草，别作皁字为黑色之皁。案，栎实可以染帛为黑色……今俗书皁。或从白从十，或从白从七。”《周礼・地官・大司徒》载：“其植物宜皁物。”郑玄注引郑司农云：“皁物，柞栗之属，今世间谓柞实为皁斗。”二表黑色，后作“皂”，如青红皂白。《玉篇・白部》载：“皁，色黑也。”《治安策》载：“且帝之身自衣皁绨，而富民墙屋被文绣。”《三国志・魏志・管宁传》载：“宁常着皁帽，布襦袴，布裙。”清代孔尚任《桃花扇・骂筵》载：“簇新新帽乌衬袍红，皂皮靴绿缝。”三指黑色的丝织品。《广韵》载：“皁，黑缯。”四指差役。古代士以下的一种服劳役的身份。《集韵》载：“皁，贱人。”五是，“皁”同“皂”。旧时用皂荚去垢，后作“皂”。今沿称去垢物为“皂”，如肥皂、香皂、药皂等。

③ 钢铁：此处指生铁经煅炼后成熟的铁，可生产各种刀具。

④ 鎌：音扶。古通“镰”，或为“镰”字之讹。《经史证类备急本草》作“镰”。镰，刀具也。

⑤ 竈：音造。一指火炊煮食物的设备。“灶”的古字，如锅灶、行军灶、煤气灶、炉灶。段玉裁注：“炊者，爨也。竈者，炊爨之处也。”二借指厨房，如下灶。三指烧炼或锻造的设备。南朝梁江淹《别赋》言：“守丹竈而不顾，炼金鼎而方坚。”四通“造”。

用以铸钨[①]器物者为生铁，再三销拍，可以作鍱[②]者为鑐[③]铁，亦谓之熟铁。以生柔相杂和，用以作刀剑锋刃者为钢铁，锻灶中飞出如尘，紫色而轻虚，可以莹磨铜器者为铁精。作针家磨鑢细末谓之针砂，取诸铁于器中，水浸之，经久色青沫出，可以染皂者为铁浆。

祝按：苏氏对铁矿石冶炼到制作各种铁器工具等各个制作过程作了注解，与现今铁冶炼过程基本一致。

铁落所主病证，在其他矿物类药物中已论及，不再作重复作解。

药物解读

铁落，为极少用药。其主含成分为四氧化三铁。

《中药大辞典》收载：铁落，为生铁煅至红赤，外层氧化时被锤落的铁屑。

【性味归经】性凉，味辛。归肝经。

【功能主治】平肝镇惊。治疗癫狂，热病谵妄，心悸，易惊善怒，疮疡肿毒等。

医籍论选

铁落，本出于铁，不离金象，体重而降，故《素问》有生铁落饮，以疗病狂怒者，云生铁落，下气疾也。又狂怒属肝气暴升，故取金气以制之也。其主气在皮肤中及除胸膈中热气，食不下，止烦者，皆制本散热之功也。《本经》又主风热，恶疮，疡疽疮痂疥者，皆肝心火热所致，辛平能除二经之火热，故主之也。

——明·缪希雍《神农本草经疏》

---

① 钨：音写，为古字“鎢”的简写字，指用模具浇铸金属器。也作“冩”。现写作“写”。《集韵》载：“钨，范金也。”宋代唐慎微《经史证类备急本草》玉石部载：“初炼去矿，用以铸钨器物者为生铁。”

② 鍱：音夜，指金属薄片。

③ 鑐：音如，指铁水，也作“濡”。《集韵》载：“鑐，金铁销而可流者。”销，熔化金属。

鮀鱼甲

鮀魚甲，味辛微溫。主心腹癥瘕，伏堅，積聚，寒熱，女子崩中，下血五色，小腹陰中相引痛，瘡疥，死肌。生池澤。

【处方用名】鮀鱼甲——鼍科 Alligatoridae.

【经文】鮀鱼甲，味辛微温。主心腹癥瘕，伏坚，积聚，寒热，女子崩中，下血五色，小腹阴中相引痛，疮疥，死肌。生池泽。

本经要义

鮀鱼甲：鮀，音驼。一是指鲇类鱼。《说文解字》载："鮀，鲇也。"朱骏声《说文通训定声》载："鮀，鲇也，一名鳀，亦名鳀、名鮧。"二指动物名，即扬子鳄。《诗经》载："鼍鼓逢逢。"陆玑云："鼍，似蜥蜴，四足，长丈余……其皮坚厚，可以冒鼓。"《月令》载："季夏，天子命渔师代蛟取鼍。"

鼍，音驼，即扬子鳄，又称鼍龙、猪婆龙。体长丈余，背部、尾部有角质鳞甲。穴居于江河岸边和湖沼底部。力大，性贪睡，冬月蛰居。为我国特产动物。古代多以鼍皮制鼓。《说文解字》载："鼍，水虫，似蜥蜴，长大。"《毛诗故训传》载："鼍，鱼属。"孔颖达疏引陆玑疏注："鼍形似水蜥蜴，四足，长丈余，生卵大如鹅卵，甲如铠甲……其皮坚厚，可冒鼓。"金代元好问《涌金亭示同游诸君》言："云雷涵鬼物，窟宅深蛟鼍。"明代杨基《途次感秋》载："八阵云开屯虎豹，大江潮落见鼋鼍。"《图经本草》云："形似守宫、陵鲤辈，而长一二丈。"曹元宇言："今南方大江及通江大湖中多有之，其大者长一二丈。一名鼍，俗名猪婆龙，乃鳄属（*Crocodilians*）之一。小者如扬子鳄 *Alligator* sinensis.，身长约六尺，其皮均可制鼓，昔时军中用之。此名鮀鱼甲，应是鼍之皮。”今罕用。

鮀鱼甲本草溯源

《名医别录》：鮀鱼甲，有毒。主治五邪涕泣时惊，腰中重痛，小儿气癃，背溃。肉，治少气吸吸，足不立地。生南海，取无时。

《本草经集注》：鮀鱼甲，味辛，微温，有毒……鮀，即今鼍甲也，用之当炙。皮可以贯鼓，肉至补益。于物难死，沸汤沃口入腹良久乃剥尔。鼋肉亦补，食之如鼍法。此等老者，多能变化为邪魅，自非急勿食之。

苏颂在**《图经本草》**“鳖条”中云：又下有鮀甲条云：生南海池泽，今江湖极多，即鼍也。形似守宫、陵鲤辈，而长一、二丈，背尾俱有鳞甲，善攻碕岸，夜则出岸边，人甚畏之。南人食其肉，云色白如鸡，但发冷气痼疾。其皮亦中冒鼓。皮及骨烧灰，研末，米饮服，主肠风痔疾，甚者入红鸡冠花末，白矾末和之，空腹服，便差。今医方鲜有用鼍、鮀甲者。

《本草纲目》“鼍龙”①条“释名”项云：《本经》鮀鱼，合改作鼍。鼍形如龙，声甚可畏。长一丈者，能吐气成云致雨……鼍字象其头、腹、足、尾之形，故名。《博物志》谓之土龙。

李时珍又在“集解”项云：鼍，穴极深，渔人以篾缆系饵探之，候其吞钩，徐徐引出，性能横飞，不能上滕。其声如鼓，夜鸣应更，谓之鼍鼓，亦曰鼍更，俚人听之以占雨。

综上所述：《本经》所载鮀鱼甲，即现今扬子鳄的皮甲。

癥瘕，伏坚，积聚：可同参“癥坚积聚”“癥瘕积聚”，为腹内积块，或胀或痛的一类病证。癥和积，是有形的，且固定不移，痛有定处，病在脏，属血分；瘕和聚是无形的，聚散无常，痛无定处，病在腑，属气分。积聚以中焦病

① 鼍龙：又名鮀鱼、猪婆龙。为鼍科动物扬子鳄（*Alligator sinensis* Fauvel.），栖于江河沿岸，掘穴而居，以鱼、蛙、鼠、龟、鳖及鸟类动物为食。10月至翌年3月冬眠。分布于安徽、江苏、浙江、江西一带。其肉、甲、脂、肝均可入药。现已极少用之。

变为多,癥瘕以下焦病变及妇科疾病为多,因而又有不同的名称。癥瘕积聚的发生,多因情志抑郁,饮食内停,致使肝脾受损,脏腑失和,气机阻滞,瘀血内停,日久渐积而成。正气不足是该病发生的主要原因。

寒热:参阅白垩"本经要义"之"寒热"解。可互参。

女子崩中,下血五色:女子红崩白带等疾病。

小腹肿相引痛:指妇科疾病所致之腹痛。

疮疥:指"湿疥"所感染之皮肤疾病。

死肌:指肌肉麻木不仁。

本品为极少常用中药。学习掌握《神农本草经》相关知识即可。

蝟皮，味苦平。主五痔陰蝕下血，赤白五色，血汁不止，陰腫痛，引腰背，酒煮殺之，生川穀。

猬皮

【处方用名】刺猬皮——刺猬科 Erinaceinae.

【经文】猬皮，味苦平。主五痔阴蚀下血，赤白五色，血汁不止，阴肿痛，引腰背，酒煮杀之，生川谷。

猬皮，味苦平。主治五痔阴蚀，下血赤白，五色血汁不止，阴肿痛引腰背，酒煮杀之。生川谷。（曹元宇辑注本）

本经要义

蝟皮：蝟，同“猬”，古作“彙”。《尔雅·释兽》载：“彙，毛刺。”晋代郭璞注：“今蝟状似鼠。”邢昺疏：“彙，即蝟也。其毛如针。”《篇海类编》载：“蝟，亦作猬。”蝟皮，即猬皮。

猬，兽名，即刺猬。形略似鼠，嘴尖，身上有短而密的硬刺，昼伏夜出，以昆虫、蜗牛、鼠、蛇等为食。《玉篇》载：“猬，毛刺也。”《字汇》载：“猬，同蝟。”猬皮即刺猬皮。

猬皮本草溯源

《名医别录》：猬皮，无毒。主治腹痛，疝积，亦烧为灰，酒服之。生楚山田野。取无时，勿使中湿。

《本草经集注》:猬皮,味苦,平,无毒……田野中时有此兽,人犯近,便藏头足,毛刺人,不可得捉,能跳入虎耳中。而见鹊便自仰腹受啄,物有相制,不可思议尔。其脂烊铁注中,内少水银,则柔如铅锡矣。

《图经本草》:猬皮,生楚山川谷田野,今在处山林中皆有之。状类猯豚,脚短多刺,尾长寸余,人触近便藏头足,外皆刺不可向尔。

李时珍在**《本草纲目》**"释名"项云:按《说文》彙字篆文象形,头足似鼠,故鼠名。

在"集解"项云:猬之头,嘴似鼠,刺毛似豪猪,蜷缩则形如芡房及栗房(板栗外壳),攒毛外刺,尿之即开。

《中药材手册》载:刺猬皮,为刺猬科动物刺猬 *Erinaceus europaeus* L.或短刺猬 *Hemiechinus dauricus* Sundevall.的干燥外皮。

综上所述:古今所用刺猬皮一致。刺猬皮为刺猬科动物刺猬 *Erinaceus europaeus* L.的皮,为极少用中药。

五痔:泛指痔漏病。肛门内外肿物凸起或下血之疾。《诸病源候论》:"诸痔者,谓牡痔、牝痔、脉痔、肠痔、血痔也。其形证各条如后……牡痔:肛边生鼠乳出在外者,时时出脓血者是也。牝痔候:肛边肿生疮而出血者,牝痔也。脉痔候:肛边生疮,痒而复痛出血者,脉痔也。肠痔候:肛边肿核痛,发寒发热而血出者,肠痔也。血痔候:因便而清血随出者,血痔也。"

《千金要方》:"夫五痔者,一曰牡痔,二曰牝痔,三曰脉痔,四曰肠痔,五曰血痔。牡痔者,肛边如鼠乳,时时溃脓血出。牝痔者,肛肿痛生疮。脉痔者,肛边有疮痒痛。肠痔者,肛边核痛,发寒热。血痔者,大便清血随大便污衣。又五痔:有气痔,寒温劳湿即发,蛇蜕皮主之。牡痔,生肉如鼠乳,在孔中颇出,见外妨于更衣,鳖甲主之。牝痔,从孔中起,外肿五六日,自溃出脓血,猬皮主之。肠痔,更衣挺出,久乃缩,母猪左足悬蹄甲主之。脉痔,更衣出清血,蜂房主之……"

阴蚀下血:阴蚀,中医病名,又名"阴疮"。本病由情志郁结,损伤肝脾,湿热下注,郁蒸生虫,虫蚀阴中所致。症见外阴溃烂,溃疡,脓血淋漓,或痛痒,肿坠,伴有赤白带下,小便淋沥等。下血,一般指女子月经不调,或非正常之阴道出血。古人认为"腰腹痛,四肢酸痛,女子下血"多为流产征兆,应止血安胎。如近代名医张锡纯治疗"滑胎"之寿胎丸,用菟丝子四两,桑寄生二两,川续断二两,阿胶二两,共为细末,为丸(用水化阿胶为丸)。每服干粉一分,一次服二十丸。阴蚀下血,即阴蚀病所致之出血症。

赤白五色,血汁不止:赤白痢疾、痔漏等肛周疾病所致之出血症。

阴肿痛,引腰背:指上文五痔、阴蚀等疾病引发和伴腰背疼痛。

药物解读

《四川省中药材标准》2010年版收载:刺猬皮,为刺猬科动物刺猬 *Erinaceus europaeus* Linnaeus.或短刺猬 *Hemichianus dauricus* Sundevall.的干燥带刺毛的皮。

【性味归经】性平,味苦。归胃、大肠经。

【功能主治】降气凉血,行气止痛,化瘀止血,固精缩尿。用于反胃吐食,腹痛疝积,肠风痔漏,脱肛,遗精,遗尿。

【注意事项】孕妇忌用。

【鉴别要点】

1. 药材鉴别　药材呈三角形板刷状或长条形囊状。四爪已除去。长15~20cm,宽10~12cm,外表面密生硬刺,刺长1.5~2cm,直径约为1mm,多数刺呈黄白色或下端黄白色上端呈灰褐色,坚硬如针。头部和腹部的皮上密生灰白色或灰黄色软毛,并杂以黑褐色软毛。内皮表面灰白色、棕褐色至灰棕色,呈海绵状或具突起。富含脂肪,有特异腥臭气。

2. 饮片鉴别　砂烫刺猬皮,刺尖鼓起,皮边略有焦性,呈金黄色。

本品为少常用中药。

医籍论选

猬形同鼠,毛刺若针,乃禀金水所生之兽,故能益肠解毒,清热平肝。主治五痔,益肠也。治阴蚀,解毒也。治下血赤白五色,血汁不止,清热也。治阴肿痛引腰背,平肝也。

——清·张志聪《本草崇原》

刺猬皮,苦、涩,平。归肾、胃、大肠经。固精缩尿,收敛止血,化瘀止痛。主治遗精滑精,遗尿尿频;便血,痔血,胃痛,呕吐等。

——张廷模《临床中药学》

烏韭，味甘寒。主皮膚往來寒熱，利小腸膀胱氣。生山谷石上。

乌韭

【处方用名】葫芦藓——葫芦藓科 Funariaceae.

【经文】乌韭，味甘寒。主皮肤往来寒热，利小肠膀胱气。生山谷石上。

本经要义

乌韭：乌，指黑色，如乌黑；又言疑问词，表“何”“哪”等。韭，指韭菜，百合科多年生草本植物，丛生，叶细长而扁，夏秋间开小白花。叶和花嫩时供食用，是普通蔬菜。种子供药用。《说文解字》载：“韭，菜名，一种而久者，故谓之韭。”《诗经 · 豳风 · 七月》载：“四之曰其蚤，南羔祭韭。”清代顾贞观《灌园》载：“早韭和露茁，晚菘凌霜翻。”

《山海经 · 西山经》[①]中“西山一经”小华山载：“又西八十里，曰小华之山，其木多荆杞，其兽多㸲牛，其阴多磬石……鸟多赤鷩，可以御火。其草有萆荔，状如乌韭[②]，而生于石上，亦缘木而生，食之已

① 《山海经 · 西山经》：包括《西山一经》《西山二经》《西山三经》《西山四经》四篇，记载了位于中国西部的一系列山和发源于这些山的河流，这些山中生长的植物、动物及其形状、特点，山中出产的矿物，还有与这些有关的历史人物、神名，掌管这些山的山神的形状，祭祀这些山神的方法等。《西山经》共记述了七十七座山，位于今陕西、山西、甘肃、宁夏、青海、新疆、内蒙古境内，其中近三分之一的山的具体位置可以确定。

② 乌韭：一种苔藓类植物，多生于潮湿的地方，又名昔邪、垣衣等（原注）。

心痛。"《尔雅》云："昔邪，乌韭叶。在屋曰昔邪，在墙曰垣衣。"陶弘景云："垣衣亦名乌韭而为疗异，非是此种也。"即另种：蕨类植物、鳞始蕨科植物乌韭 *Stenoloma chusanum*（L.）Ching.的全草。而《新修本草》在"乌韭"条注云："此物，即石衣也，亦曰石苔，又名石发，生岩石阴不见日处，与卷柏①相类也。"《本草拾遗》云："乌韭……生大石及木间阴处，青翠茸茸者，似苔而非苔也。"

从以上论述可以肯定乌韭为苔藓类植物。

乌韭本草溯源

《名医别录》：乌韭，无毒。主治黄疸，金疮内塞，补中益气，好颜色，生石上。

《本草经集注》：乌韭，味甘，寒，无毒……垣衣亦名乌韭，而为疗异，非是此种类也。

祝按：垣衣，《神农本草经》不载。为苔藓类植物。

李时珍在《本草纲目》"垣衣"条云：此乃砖墙城垣上苔衣也。生屋瓦上者，即以屋游。

《本草纲目》：乌韭。《别录》主疗之证，与垣衣相同，则其为一类，通名乌韭，亦无害也。但石发与陟厘同名，则有水陆之性，稍有不同耳。

祝按：从《本草纲目》所附药图垣衣与乌韭，可以推断《神农本草经》所言乌韭，应是苔藓类植物葫芦藓 *Funaria hygrometrica* Hedw.、或曲尾藓科 Diranaceae.植物长蒴藓 *Trematodon longicollis* Michx.的全草。具有清热解毒、利尿通淋、疗烧烫伤等功效。

寒热往来：病证名，亦称为往来寒热。指忽寒忽热，寒与热相互往来，一天可发作数次。《诸病源候论》载："夫寒气并于阴则发寒，阳气并于阳，则发热。阴阳二气虚实不调，故邪气更作寒热往来也。"

利小肠膀胱气：清解小肠膀胱之热，而通利小便。

---

① 卷柏：为蕨类植物，卷柏科 Selaginellaceae.卷柏属 *Selaginella*.卷柏 *Selaginella tamariscina*（Beauv.）Spring.，全草入药。具有清热解毒、收敛止血等功效。

乌韭一药，现代教科书和《中华人民共和国药典》都不载。临床上亦极少应用。民间草药医常用。

药物解读

《中医大辞典》收载之“乌韭”为鳞始蕨科植物乌蕨 *Stenoloma chusanum* (L.) Ching.的全草，非《神农本草经》所载“乌韭”。

王德群《神农本草经图考》将乌韭考订为百合科植物韭 *Allium tuberosum* Rottl.ex Spreng.的全草。王老是从葱实、薤等联想，引申对乌韭的认识，其独特思维，值得深究。但《神农本草经》载：“牡丹……一名鹿韭……”“鹿韭”又作何解？关于韭菜、韭菜子的临床功效前稿已有专门论述。

蜈蚣，味辛溫。主鬼疰蠱毒，噉諸蛇蟲魚毒，殺鬼物老精，溫瘧，去三蟲。生川穀。

蜈蚣

【处方用名】蜈蚣——蜈蚣科 Scolopendridae.

【经文】蜈蚣，味辛温。主鬼疰蛊毒，啖诸蛇虫鱼毒，杀鬼物老精，温疟，去三虫。生川谷。

本经要义

蜈蚣：始载于《神农本草经》，列为下品。原名"吴公""吴蚣"。

蜈，蜈蚣，虫名，节肢动物。《玉篇》载："蜈，蜈蚣也。"蚣，音忠。《说文解字》载："蜙，蜙蝑[1]。以股鸣者。从虫，松声。蚣、蜙或省。松蝑，也作蜙蝑。"蚣，音公，指蜈蚣。

《经史证类备急本草》载："生大吴川谷江南，赤头足者良。"陶弘景云："今赤足者多出京口（今镇江），长山、高丽山、茅山亦甚有，于腐烂积草处得之。"寇宗奭云："蜈蚣背光，黑绿色足赤腹下黄。"李时珍云："春出冬蛰，节节有足，双须歧尾。"《蜀本草》载："生山南川谷土石间，人家屋壁中亦有，形似马陆，扁身长，黑头足赤者良。"

祝按：按此述，其产地、形态与生活习性，与现今临床药用蜈蚣相符，且并非一种。

---

① 蜙蝑：即螽斯。蜙蝑，绿色或褐色，触角细长，善于跳跃，以翅摩擦发音。生活在丛林草间或穴内、树洞、石下及室内。有的吃庄稼，是害虫。

蜈蚣，古称“蝍且”。陆德明《经典释文》载：“且，字或作蛆……带，司马(彪)云‘小蛇也，蝍蛆好食其眼’。”又名吴公。《广雅·释虫》载：“蝍蛆，吴公也。”王念孙《广雅疏证》载：“吴公一作蜈蚣。”《医学入门》曰：“(蜈蚣)大吴川谷最广，江南亦有之。背绿腹黄，头足赤而大者为公，黄细者为母，用公不用母，故曰吴公。”蜈蚣外形似龙而多足，故有天龙、百脚、手足虫诸多称谓。头板和第一背板呈金黄色，步足淡黄色，故又称“金头蜈蚣”“黄腿蜈蚣”。

蜈蚣本草溯源

《名医别录》：蜈蚣，有毒。主治心腹寒热，结聚，堕胎，去恶血。生大吴江南。赤头足者良。

《本草经集注》：蜈蚣，味辛，温，有毒……今赤足者多出京口，长山、高丽山、茅山亦甚有，于腐烂积草处得之，勿令伤，曝干之。黄足者甚多，而不堪用，人多火炙令赤以当之，非真也。一名蝍蛆。……其性能制蛇，忽见大蛇，便缘而啖其脑。蜈蚣亦啮人，以桑汁白盐涂之即愈。

《图经本草》：蜈蚣，生吴中川谷及江南。今江浙山南唐邓间皆有之，多在土石及人家屋壁间，以头、足赤者为胜。七、八月取之。黄足者最多，人以火炙令赤以当之，不堪用也。

《本草纲目》：蜈蚣西南处处有之。春出冬蛰，节节有足，双须歧尾。性畏蜘蛛，以溺射之，即断烂也。

综上所述：《神农本草经》所载“蜈蚣”，为蜈蚣科动物少棘巨蜈蚣 *Scolopendra subspinipes mutilans* L.koch.的全体。

鬼疰：又名“鬼注”。详见代赭“本经要义”之“鬼注”解。可互参。

蛊毒：参阅代赭“本经要义”之“蛊毒”解。可互参。

鬼物老精：参阅代赭“本经要义”之“杀精物恶鬼”解。

温疟：疟病之一。《素问·疟论》载：“帝曰：先热而后寒者何也？岐伯曰：此先伤于风而后伤于寒，故先热而后寒也，亦以时作，名曰温疟。”

三虫：泛指人体寄生虫。如蛔虫、蛲虫、绦虫等。《诸病源候论》：“三虫者，长虫、赤虫、蛲虫，为三虫也。犹是九虫之数也。长虫，蚘虫也，长一尺，动则吐清水，而心痛，贯心即死。赤虫，状如生肉，动则肠鸣。蛲虫至细微，形如菜虫也，居胴肠内，多则为痔，剧则为癞。因人疮处，以生诸痈疽癣瘘病疥，龋虫无所不为。此既九虫之内三者。而今则别立名，当以其三种偏发动成病，故谓之三虫也。”

药物解读

《中华人民共和国药典》一部收载：蜈蚣，为蜈蚣科动物少棘巨蜈蚣 *Scolopendra subspinipes mutilans* L.koch 的干燥体。

【性味归经】性温，味辛；有毒。归肝经。

【功能主治】息风镇痉，通络止痛，攻毒散结。用于肝风内动，痉挛抽搐，小儿惊风，中风口㖞，半身不遂，破伤风，风湿顽痹，偏正头痛，疮疡，瘰疬，蛇虫咬伤。

【用法用量】内服：3～5g。

【注意事项】孕妇禁用。

【鉴别要点】

1. 药材鉴别　蜈蚣呈扁平长条形，长 9～15cm，宽 0.5～1cm。由头部和躯干部组成，全体共 22 个环节。头部暗红色或红褐色，略有光泽，有头板覆盖，头板近圆形，前端稍突出，两侧贴有颚肢一对。前端两侧有触角一对。躯干部第一背板与头板同色，其余 20 个背板为棕绿色或墨绿色，具光泽，自第四背板至第二十背板上常有两条纵沟线；腹部淡黄色或棕黄色，皱缩；自第二节起，每节两侧有步足一对；步足黄色或红褐色，偶有黄白色，呈弯钩形，最末一对步足尾状，故又称尾足，易脱落。质脆，断面有裂隙。气微腥，有特殊刺鼻的臭气。味辛，微咸。

2. 饮片鉴别　蜈蚣饮片呈扁平小段，背部棕绿色至黑棕色，略有光泽。腹部棕黄色至淡黄色。质脆，具有特殊刺鼻腥气。味辛而微咸。焙蜈蚣呈棕褐色至黑褐色，略有焦腥气。酒臭蜈蚣略有酒气。

【临床药师、临床医师注意事项】

蜈蚣，为有毒中药。国家已明确规定，处方中严禁以“条”为剂量单位在处方中使用。必须以“克”为剂量单位书写处方。因蜈蚣大条与小条之间的误差悬殊，极易造成医疗安全风险。经实际称量折标，大条与小条之间相差 1～3g，如果处方中用 3～5 条，则有 10g 以上的误差。切记！按

《中华人民共和国药典》法定剂量书写蜈蚣剂量。

医籍论选

蜈蚣色赤性温，双钳两尾，头尾咸红。生于南方，禀火毒之性，故《本经》主治皆是以火毒而攻阴毒之用也。

——清·张志聪《本草崇原》

蜈蚣专入肝。本属毒物，性善啖蛇，故蛇症毒者无越是物。且其性善走窜，故瘟疫鬼怪得此则疗。又其味辛，辛则能以散风，故凡小儿惊痫风搐，脐风噤口，得此入肝则治。又其性温，温则能以疗结，故凡瘀血堕胎，心腹寒热结聚，得此则祛。至于瘰疬便毒等症……亦是以毒攻毒之意耳。

——清·黄宫绣《本草求真》

芜荑

【处方用名】芜荑——榆科 Ulmaceae.

【经文】芜荑，味辛。主五内邪气，散皮肤骨节中，淫，淫温行毒。去三虫。化食。一名无姑，一名蕨蘠。生川谷。

本经要义

芜荑：芜荑，始载于《神农本草经》，列为中品，为榆科植物大果榆 *Ulmus macrocarpa* Hance.的果实及榆 *Ulmus pumila* L.的树皮经加工而成的加工制品。榆科 Ulmaceae 植物约有 16 属 230 多种，我国有 8 属 58 种。榆属 *Ulmus*.植物全世界约有 40 多种，我国有 23 种，北方多见。

芜荑本草溯源

《名医别录》：芜荑，平，无毒。逐寸白，散腹中温温喘息。生晋山。三月采实，阴干。

《本草经集注》：芜荑，味辛，平，无毒……今唯出高丽，状如榆荚，气臭如犼[1]，彼人皆以作酱食之。性杀虫，以置物中，亦辟蛀。但患其臭尔。

① 犼，兽名。一种野兽。

《图经本草》:芜荑,生晋川山谷。今近道亦有之,大抵榆类而差小,其实亦早成,此榆乃大,其臭如犱。《尔雅·释木》载:"无姑,其实夷。郭璞云:无姑,姑榆也。生山中,叶圆而厚,剥取皮,合渍之。其味辛香,所谓芜荑也。

按:苏颂所言芜荑的制作工艺与现今制作方法相似。

李时珍在**《本草纲目》**芜荑"集解"项云:芜荑有大小两种;小者即榆荚也,揉取仁,酝为酱,味尤辛。人多以外物相和,不可不择去之。入药皆用大芜荑,别有种。

无　姑

无姑,即姑榆。《广雅》云:"山榆,母估也。"在古代,人们称女者为"姑",男者为"郎"。引申为动植物则凡雌性者谓"姑",雄性者谓"郎"。在榆之家族中,有此榆以春日里开花结实(有荚者),古人认为能生子,故曰"姑榆"。有些榆则在春日里不见其开花结实(无荚者),认为它是雄性无生子能力而被称作"郎榆"。其实所谓"无荚"者,只是在花期和果期较之"姑榆"为晚,人们不易见之而已。此乃古人对此现象观察有误所致。《神农本草经》有"无姑"之名,又有"蔱蘠"[①]之名。"无姑"即"无荚"之榆。"蔱蘠"为有荚之榆然也。

五内邪气:一是指五脏邪气。二是指来自东南西北中五个方位的邪气。

散皮肤骨节中,淫淫温行毒:淫,一是指病邪,如六淫即风、寒、暑、湿、燥、火六种病邪的统称。二是表溢满,浸润、流布等。《素问·经脉别论》载:"食气入胃,散精于肝,淫[②]气于筋。食气入胃,浊气[③]归心,淫精于脉。"三是表逆乱,扰乱。《灵枢·病传》载:"正气横倾,淫邪泮衍,血脉传溜,大气入脏,腹痛下淫,可以致死,不可以致生。"四是表白淫的简称。《灵枢·

① 蔱蘠:大果榆的别称。

② 淫:浸淫溢满滋养之意。

③ 浊气:此处指浓厚的食物精华。

五色》载:“其随而下至胝,为淫,有润如膏状,为暴食不洁。”

温,中医病名。一是指春季发生的温病。《素问·生气通天论》载:“冬伤于寒,春必温病。”二是对温病的简称。

毒,指以上病邪。

“皮肤骨节中,淫淫温行毒”指六淫病邪与温病病邪发生在皮肤与骨节中。

去三虫:三虫泛指寄生虫。去三虫,指除寄生虫。

化食:消化食物。

药物解读

芜荑为少常用中药。《临床中药学》将其归于驱虫药类。性温,味辛、苦。归脾、小肠经。功用:驱虫消积。主治:虫积腹痛;小儿疳积。

《中药大辞典》收载:芜荑,为榆科榆属植物大果榆果实的加工品。

【性味归经】性温,味苦、辛。归脾、胃经。

【功能主治】杀虫消积,除湿止痢。用于虫积腹痛,小儿疳积,久泻久痢,疮疡,疥癣等。

【药材(饮片)鉴别要点】

芜荑成品呈扁平方块状,表面黄褐色,有多数小孔和空隙,杂有纤维和种子,体轻松脆,粗糙,易破碎,断面黄黑色,易成鳞片状剥离。气特异,味微酸、涩。

医籍论选

芜荑……其味辛,其臭腥,其色黄白,其本有刺,禀金气也。木能平土,故主治五内之邪气。五内者,中土也。金能制风,故散皮肤骨节中淫淫温行毒。淫淫温行者,风动之邪也。风胜则生虫,去三虫,亦金能制木也。火衰则食不化,化食,乃木能生火也。

——清·张志聪《本草崇原》

芜荑专入脾,兼入肝。……气温无毒。功专燥脾,去风化食杀虫。缘虫生于人腹,多因湿为之兆,滞为之得,风为之助,寒为之成……其皮肤骨节,湿热内入,留连不解,以致秽垢不清,得以合其辛散等药,亦能去风除湿,而使气血调和,肢节安养,而无瘫痪痿痹之候矣。

——清·黄宫绣《本草求真》

犀角

犀角，味苦寒。主百毒蠱疰，邪鬼，障氣，殺鉤吻鴆羽蛇毒。除邪，不迷惑，魘寐。久服輕身。生山谷。

【处方用名】犀角——犀科 Rhinocerotidae.

【经文】犀角，味苦寒。主百毒蛊疰，邪鬼，障气，杀钩吻鸩羽蛇毒。除邪，不迷惑，魇寐。久服轻身。生山谷。

本经要义

犀角：犀角从古至今均为中医珍稀名贵药材。犀角是国际上重点保护的濒危野生动物。现已禁用，临床使用多以水牛角代。

犀角来源

犀角来源有二，分述如下：

一种为暹罗[①]角（《中药志》）[②]。为犀科动物印度犀、爪哇犀、苏门犀。暹罗角产自亚洲，故又称亚洲犀角。

另一种为产于非洲的黑犀和白犀，故称非洲犀角。非洲犀角多经广东进口，故产品特称广角。广角，《中药材手册》称"兕角[③]"。《尔雅·释兽》载："兕，似牛。"郭璞

---

① 暹罗：暹，音掀。暹罗，泰国的旧称。

② 《中药志》：中国医学科学院药物研究等编，人民卫生出版社1959年出版。

③ 兕角：兕，音食。古代指雌性犀牛。兕角，亦即犀角之一种。

注:“一角,色青,重千斤。”依郭璞所言:兕角所指不应是广角。因广角为黑犀 *Rhinoceros bicornis* L.和白犀 *Rhinoceros simus* Cottoni.的角,二者均为双角犀。单角犀(印度犀 *Rhinoceros unicornis* L.、爪哇犀 *Rhinoceros sondaicus*.均为单角犀)者其角皆长在鼻端,双角犀者其角在鼻上呈纵向排列,前角长,后角短。

另解:兕古指雌犀。《集韵》载:“兕,一说雌犀也。”《本草纲目》载:“大抵犀、兕是一物,古人多言兕,后人多言犀,北音多言兕,南音多言犀,为不同耳。”李时珍认为“兕”和“犀”只是古今、南北读音不同而已。

犀角始载于《神农本草经》,列为中品。据文献记载,印度犀、爪哇犀和苏门犀都曾在我国境内生存繁衍。从商代晚期至西汉之出土文物,已多次见有写实犀角形象,经分辨,它们都是双角犀。李时珍云:“犀字,篆文象形。”周代金文“犀”字,字头“尸”与部首“牛”之间的部分为纵列的两个“个”字形,形似犀牛的两支角(《汉语大字典》缩印本)。《说文解字》载:“犀,南徼外牛,一角在鼻,一角在顶,似豕。”可见,直至东汉,人们所认识的犀牛还只是“一角在鼻,一角在顶”的苏门犀。其独角犀还未见识。

东汉以后,随着佛教的传入,印度犀开始引入中国。据史料载,在西晋墓葬的出土文物中,出现了印度犀的形象。古人把这种独角犀牛称之为“兕”,以与双角犀牛相区别。《尔雅·释兽》载:“兕,似牛。”郭璞注:“一角,青色,重千斤。”

独角犀(爪哇犀)应是从越南传入我国的。《唐书·南蛮传》载:“林邑国[①]……贞观初,遣使贡驯犀。”《本草纲目》载:“洪武初,九真[②]曾贡之,谓之独角犀。”

犀角,已被禁止贸易和使用,现多已用牦犀(牦牛)角和水牛角替代,作为中医药人员必须了解。

---

① 林邑国:存在于今越南中南部的古国。

② 九真:古地名。故地在今越南北部。

犀角本草溯源

《名医别录》：犀角，味咸，酸，微寒，无毒。主治伤寒，瘟疫，头痛，寒热，诸毒气。久服骏健。生永昌（今云南保山）及益州。

《本草经集注》：犀角，味苦、咸、酸，寒、微寒，无毒……今出武陵①、交州②、宁州③诸远山。犀有二角，以额上者为胜，又有通天犀，角上有一白缕，直上云端，此至神验。或云是水犀，角出水中。《汉书》所云：骇鸡犀者，以置米边，鸡皆惊骇不敢啄。又置屋中，乌鸟不敢集屋上。昔者有人以犀角为纛④，死于野中，有行人见有鸢飞翔其上，不敢下往者，疑犀为异，抽取便群乌竞集。又云通天犀，夜露不濡，以此知之。凡犀见成物皆被蒸煮，不堪入药，惟生者为佳。虽曰屑片，亦是已煮炙，况用屑乎！又有光犀，其角甚长，文理亦似犀，不堪药用尔。

祝按：陶弘景所言"犀有二角，以额上者为胜"，应指广角而言。产地为武陵、交州、宁州应是亚洲犀为是。所言其他犀，可能是指其他哺乳动物，非犀牛也。这可从《图经本草》所附药图"犀角"得到佐证。由《图经本草》所附犀角药图，可以肯定不属犀牛类动物。

《图经本草》：犀角，出永昌山谷及益州。今出南海者为上，黔蜀者次之……凡犀入药者有黑、白二种，以黑者为胜，其角尖又胜……

祝按：苏颂所言黑犀、白犀，为亚洲双角犀。但所附药图不是犀牛动物，为其他物种。

① 武陵：古代郡名，汉高帝置。治所在义陵（今湖南省溆浦县南）。辖境相当于今湖北省长阳、鹤峰、来凤等县，湖南沅江流域以西，贵州东部及广西三江、龙胜等地。东汉移治临沅（今湖南省常德市以西）。

② 交州：治所在广信（今广西梧州市），旋移番禺（今广东省广州市）。辖境相当于今广东、广西的大部，越南承天以北诸省。

③ 宁州：古州名。西晋泰始七年（271年）分益州置。治所在味县（今云南省曲靖市），辖境约在今云南大部和贵州、广西小部。南朝齐移治同乐（今云南省陆良县东北）。

④ 纛：音到。古代用牦牛尾或野鸡尾做成的舞具。也用以指挥送葬或作帝王车上的饰物。此处可能是指牦犀（牦牛）的尾。

《本草纲目》:犀字,篆文象形。其牸[①]名兕,亦曰沙犀。《尔雅翼》云:兕与牸音相近,犹羖之为牯也。大抵犀、兕是一物,古人多言兕,后人多言犀,北音多言兕,南音多言犀,为不同尔。"

李时珍在"集解"项云:犀出西番(番名:低蜜,时珍语)、南番、滇南、交州诸处。有山犀、水犀、兕犀三种,又有毛犀[②]似之。山犀居山林,人多得之;水犀出入水中,最为难得。并有二角,鼻角长而额角短[③]。水犀皮有珠甲,而山犀无之。兕犀即犀之牸者,亦曰沙犀,止有一角在顶……毛犀即犛牛也。

犛 牛

犛,音毛,后作牦,即牦牛。《说文解字》载:"犛,西南夷长髦牛也。"《玉篇》载:"犛,兽如牛而尾长,名曰犛牛。"《国语》载:"巴浦之犀、犛、兕、象,其可尽乎。"

犛牛即牦牛,亦叫旄牛、髦牛,为哺乳纲牛科动物,在我国高原藏族地区为多见。体短身健,全身多毛,尾长,耐寒,在空气稀薄的高寒地带善驮运货物,故有"高原之舟"之美称。牦牛亦是高原藏族人民的主要生活物资(牛奶、酥油、牛肉等为生活必需品)。

百毒:临床上之"毒",可归纳为两点:一是,定性为火(热)病的暴发者,如具有传染性之"温毒""时疫"之类,皆属"毒"之范畴。二是因误食有毒食物所致之疾病,如病毒性肝炎和其他食物中毒患者。百毒,一指各种药物,特别是有害健康的各种草本药物。唐代韩愈《谴疟鬼》:"医师加百毒,熏灌无停机。"宋代苏轼《次韵定慧钦长老见寄八首其一》:"闲居蓄百

---

① 牸:音字,通"牝"。本指牛,也泛指雌性之牲畜。一是指母牛。《玉篇》载:"牸,母牛也。"《广韵》载:"牸,牝牛。"二是指畜类的雌性。《广雅》载:"牸,雌也。"《说苑》载:"臣故畜牸牛,生子而大,卖之而买驹。"

② 毛犀:指牦牛,即商品中犀角伪品之一。

③ 鼻角长而额角短:双角犀在鼻上呈纵向排列,前角长,后角短。商品有犀角和小犀角之分,即鼻角长者习称犀角,额角短者习称小犀角。额角又称蘑菇头、滑角、馒头角(象形)。另说:犀角顶上之小角。

毒,救彼跛与盲。”二是指泛指各种致病“毒邪”。

蛊疰:中医古病名。《备急千金要方》载蛊疰症见:“四肢浮肿,肌肤消索,咳逆腹大如水状,死后转易家人。”《太平圣惠方》指出本病有缓有急,“急者仓卒十数日死,缓者延引岁月,游走腹内……死则病流注染着傍人。故为蛊疰也”。此病类似现代疾病肺结核、结核性腹膜炎等。

邪鬼:同“恶鬼”解。恶鬼是指具有扑朔迷离、不可琢磨的迷乱现象。亦即患者神志方面的疾患。

障气:“障”通“瘴”。障气即“瘴气”,又称山岚瘴气、瘴毒、瘴疠。《医学正传》云:“岭南闽广等处曰瘴气,盖指山岚雾露烟瘴湿热恶气而名之也。”通常指恶性疟疾。“瘴气”,为中医古病名,泛指感受湿热杂毒所致之疫疠(《肘后备急方》),又指瘴疟(《外台秘要》)。

杀钩吻鸩羽蛇毒:钩,表钩取,接触。吻,指嘴唇。《说文·口部》载:“吻,口边也。”钩吻,此处指一种有毒植物,为马钱科植物胡蔓藤 *Gelsemium elegans* Benth.的全草,有剧毒,不可接触口唇,不能内服,只能外用,故名钩吻。

鸩,一种毒鸟。雄的叫运日,雌的叫阴谐。喜食蛇。用其羽毛泡酒能毒杀人。《说文解字》载:“鸩,毒鸟也。”鸩羽,指其羽毛能使人中毒。

蛇,此处泛指毒蛇,爬行动物,身体圆而细长,有鳞,无四肢,以肋骨自由伸缩而行。

杀钩吻鸩羽蛇毒,指犀角可治疗钩吻、鸩羽、蛇毒所致之病症。

药物解读

犀角,为国际法禁用之品,故《药典》和全国统编教材均不予收载,现临床常用水牛角替代。

《中药材手册》载:广角,本品为犀科动物黑犀 *Rhinoceros bicornis* L.或白犀 *Rhinoceros simus* Burchell.的角。产于非洲桑给巴尔、索马里、乌干达等地。

效用:清热凉血、解毒、定惊。治热病惊狂,神昏谵语,发黄斑疹,吐血,衄血等症。

《临床中药辞典》收载:犀角,为脊椎动物犀科犀牛之角,分为暹罗角及广角两类。暹罗角的原动物为亚洲产的印度犀 *Rhinoceros unicornis* L.或爪

哇犀 *Rhinoceros sondaicus* Desmarest. 和苏门答腊犀 *Rhinoceros sumatrensis* (Fischer.)。广角的原动物为非洲产的黑犀 *Rhinoceros bicornis* L. 及白犀 *Rhinoceros simus* Burchell.

【性味归经】性寒,味苦、酸、咸。归心、肝、胃经。

【功能主治】清热解毒,凉血止血,定惊。治疗热入营血之高热,神昏谵语,惊悸,头眩,目赤肿痛,发斑,吐血,咯血,衄血,便血,发黄,痘疮黑陷,痈疽肿毒等。

【拓展阅读】

现临床常用水牛角替代犀角使用。用量可加大 10 倍量左右。

医籍论选

犀角,味苦寒。牛属土,而犀则居水,水无兽,惟犀能伏其中,则其得水土之精可知。凡物之毒者,投水土则毒自化。犀得水土之精,故化毒之功为多。而其角中虚有通灵之象,故又能养心除邪也。

——清·徐大椿《神农本草经百种录》

犀为灵异之兽,角具阳刚之体,故主治百毒蛊疰邪鬼瘴气,如温峤燃犀,照见水中怪异之物是也。犀食荆棘,不避毒草,故杀钩吻之草毒。钩吻,毒草也,食之令人断肠。又曰鸩羽蛇毒,言不但杀钩吻之草毒,而鸩鸟蛇毒亦能杀也。犀禀水火之精,故除邪,不迷惑魇寐。久服水火相济,故轻身。

——清·张志聪《本草崇原》

犀角气寒……百毒之性皆热,虫疰亦湿热而成;其主之者,苦寒可以清热散毒也。气寒壮肾水,味苦清心火,火将水升,心肾相交,一身之天地位矣,所以能除邪杀鬼,不迷惑魇寐也。气寒味苦,行天地肃杀之令,所以辟瘴、解钩吻鸩羽蛇毒也。久服轻身者,心肾交则阳明和,心神清则百脉理,所以身轻也。

——清·叶天士《本草经解》

蝦蟆，味辛寒。主邪氣，破癥堅，血癰腫，陰瘡。服之不患熱病。生池澤。

虾蟆

【处方用名】虾蟆——蛙科 Ranidae.

【经文】虾蟆，味辛寒。主邪气，破癥坚，血痈肿，阴疮。服之不患热病。生池泽。

本经要义

虾蟆：也作"蛤蟆"。《说文解字·虫部》载："虾，虾蟆也。"《玉篇·虫部》载："虾，虾蟆。"蛤蟆，在古代为青蛙和蟾蜍的统称。《淮南子·齐俗》载："夫虾蟆为鹑。"唐代韩愈《初南食贻元十八协律》载："蛤即是虾蟆，同实浪异名。"旧注："《本草》注：青蛙……长脚蠼子[1]，皆虾蟆之类。"笔者认为，虾蟆是指青蛙类蛙之总称而言，不是指蟾蜍科 Bufonidae.动物癞蛤蟆（蟾蜍）一类。虾蟆，是指青蛙一类蛙。《急救篇》载："水虫科斗鼃[2]虾蟆。"《淮南子·齐俗》载："夫虾蟆为鹑，水蚤[3]为螅[4]莣[5]，皆

① 蠼子：虾蟆的别称。

② 鼃：《汉书·东方朔传》载："土宜姜芋，水多鼃鱼。"颜师古注："鼃，即蛙字也。"

③ 蚤：蝎子一类毒虫。《说文解字·虫部》载："蚤，毒虫也。"《广雅·释虫》载："蚤，蝎也。"《三国志·魏志·华佗传》载："彭城夫人夜之厕，蚤螫其手，呻呼无赖。"

④ 螅：同"蛓"。《集韵·寘韵》载："蛓，或作螅。""蛓"，毛虫。刺蛾科黄刺蛾的幼虫，俗称"洋辣子"。《说文解字·虫部》载："蛓，毛虫也。"

⑤ 莣：莽草。禾本科多年生草本植物，似茅。

生非其类。”虾蟆为蛙科动物，并非蟾蜍科动物。

在《本草纲目》虾蟆条“发明”项，李时珍云：“古方多用虾蟆，近方多用蟾蜍，盖古人通称蟾为虾蟆耳。今考二物功用亦不甚远，则古人所用多是蟾蜍，且今人亦只用蟾蜍有效，而虾蟆不复入药矣。”

祝按：虾蟆。按李时珍所言，古方多用蛤蟆。亦即《神农本草经》所载之“蝦蟆”，为蛙科动物泽蛙 *Rana limnocharis* Boie. 的全体，并非蟾蜍科动物中华大蟾蜍 *Bufo bufo gargarizans* Cantor. 等之耳后腺及皮肤腺分泌的白色浆液经加工干燥品。正如王德群教授所言：“泽蛙无毒，而蟾蜍剧毒也，功效差异也大，两者不可相混。有毒不易控制之物，属于无品之药，不属于神农优选本草三品的范围。”王德群教授考证《神农本草经》所载虾蟆(蝦蟆)为蛙科动物泽蛙的全体，与李时珍之记载完全一致。陶弘景在其《名医别录》和《本草经集注》所载之“蝦蟆”为“蟾蜍”，不是《神农本草经》所载之“蝦蟆”。

关于“经文”内容。李时珍将其分立为二：一主邪气，破癥坚血，痈肿阴疮，服之不患热病，标为蛤蟆。二主阴蚀，疽疠恶疮，猘犬伤疮，能合玉石则标为蟾蜍。

综上所述：《神农本草经》所载之虾蟆，是蛙科动物泽蛙 Rana limnocharis Boie. 的干燥全体。

邪气：泛指一切致病邪气。

痈肿：参阅白棘“本经要义”之“痈肿”解。可互参。

阴疮：中医病名。本病由情志郁结，损伤肝脾，湿热下注，郁蒸生虫，虫蚀阴中所致。症见外阴溃烂，溃疡，脓血淋漓，或痛痒，肿坠，伴有赤白带下，小便淋沥等。

药物解读

《中药大辞典》：虾蟆，为蛙科蛙属动物泽蛙 *Rana limnocharis* Boie. 的全体。

【性味归经】性寒，味甘。归心、脾经。

【功能主治】清热解毒，健脾消积。治疗痈肿，疔疖，口疮，乳痈，瘰疬，小儿疳积，热痢等。

【拓展阅读——虾蟆各入药部位】

虾蟆肉：清热解毒，健脾消积。用于痈肿，热疖，瘰疬，口疮，小儿疳积等。

虾蟆皮：清热解毒，止痛。治疗疮疖，多外用。

虾蟆肝：清热解毒，消肿止痛。用于毒蛇咬伤，白屑疮，疔疮等。

虾蟆胆：清热解毒，利咽消痈。常用于小儿失音不语等。

虾蟆脑：清肝明目，用于治疗青盲症。

蝌蚪：清热解毒，用于治疗热毒疮肿等，多鲜品外用。

【临床药师、临床医师注意事项】

1. 学习《神农本草经》，一定要还《神农本草经》的本来。

2. 《神农本草经》所载虾蟆，是蛙科动物泽蛙，不是蟾蜍科动物蟾蜍。

3. 近现代临床所用虾蟆基本都是蟾蜍。

《中华人民共和国药典》一部收载：蟾酥，为蟾蜍科动物中华大蟾蜍 *Bufo bufo gargarizans* Cantor.或黑眶蟾蜍 *Bufo melanostictus* Schneider.的干燥分泌物。

【性味归经】性温，味辛，有毒。归心经。

【功能主治】解毒，止痛，开窍醒神。用于痈疽疔疮，咽喉肿物，中暑神昏，腹痛吐泻等。

【临床药师、临床医师注意事项】

本品不入汤剂。多入丸散剂。外用。

古今汤方中所用虾蟆品种，精准解读和应用虾蟆。

医籍论选

《本经》下品有虾蟆，《别录》下品有蟾蜍，乃一类二种也……虾蟆生于阴湿阪泽，能作土遁，其色黄黑，气味辛寒，盖禀土金水之气化所生。主治邪气者，辛以散之也。禀金气，故破癥坚血，禀土气，故治痈肿阴疮；禀水气，故服之不患热病。

——清·张志聪《本草崇原》

蟹，味鹹寒。主胸中邪氣，熱結痛，喎僻面腫，敗漆。燒之致鼠。生池澤。

蟹

【处方用名】蟹——溪蟹科 Potamonidae.

【经文】蟹，味咸寒。主胸中邪气，热结痛，喎僻面肿，败漆。烧之致鼠。生池泽。

蟹类甚多。此蟹乃指今田河淡水所产，大者一个重十余两，秋深供庖厨，俗名螃蟹。（曹元宇辑注）（此应为中华绒螯蟹 *Eriocheir sinensis* H.Milne-Edwards.）

本经要义

蟹：蟹类甚多，《本经》所言蟹，为田河淡水所产，俗名螃蟹，《荀子》所谓"六跪[1]而二螯[2]，非蛇鳝之穴，无可寄托"者是矣。《神农本草经》只言一"蟹"字，是指蟹之全体而言。其肉、壳、足黄、爪皆可入药。《食疗本草》载："爪能安胎。"蟹入药，现临床上已罕用。

蟹本草溯源

《名医别录》：蟹，有毒。解结散血，愈漆疮，养筋益气。爪，主破胞，堕胎。生伊洛诸水中，取无时。

---

① 跪：表屈膝。《中华大字典》释蟹曰："八足折而容俯，故谓之跪。"

② 螯：螃蟹的第一对脚，形状像钳子，能开能合，用来取食，自卫。

曹元宇:今用蟹黄涂漆疮,颇效。

《本草经集注》“蟹条”云:蟹,味咸寒,有毒……蟹类甚多,蝤蛑[①],拥剑[②],彭蜎[③]皆是,并不入药。惟蟹最多。有用仙方以化漆为水,服之长生。以黑犬血灌之,三日烧之,诸鼠毕至,未被霜甚有毒,云食水莨所为,人中之,不即疗多死。目相向者亦杀之,服冬瓜汁、紫苏汁及大黄丸皆得瘥。海边又有彭蜞[④]、拥剑,似彭蜎而大,似蟹而小,不可食。

《图经本草》:蟹,生伊洛池泽诸水中。今淮海、京东河北陂泽中多有之,伊洛乃反难得也。八足二螯,大者箱角两出,足节屈曲,行则旁横,今人以为食品之佳味。

祝按:《图经本草》附药图:蟹、蝤蛑、拥剑。

李时珍在**《本草纲目》**蟹条“释名”项云:按傅肱[⑤]《蟹谱》云:蟹,水虫也,故字从虫。亦鱼属也,故古文从鱼。以其横行,则曰螃蟹。以其行声,则曰郭索。以其外骨,则曰介土。以其内空,则曰无肠。

又在“集解”项云:蟹,横行甲虫也。外刚内柔,于卦象离[⑥]。骨眼蜩[⑦]腹,蛭[⑧]脑鲎足[⑨]。二螯八跪,利钳尖爪,壳脆而坚,有十二星点。雄者脐长,雌者脐团。腹中之黄,应月盈亏。其性多躁,引声潠沫,至死乃已。生于流水者,色黄而腥;生于止水者,色绀而馨[⑩]。

---

① 蝤蛑:梭子蟹,螯长而大,生海边泥沙中。

② 拥剑:蟹的一种。《吴都赋》载:“乌贼拥剑……涵泳乎其中。”注:“拥蟹,蟹属也。从广二尺许,有爪,其螯偏大……利如剑,故曰拥剑。”

③ 彭蜎:“彭”通“蟛”。蟛蜎,蟹名。郭璞注:“似蟹而小。”蟛蜎是蟹最小之品种。

④ 彭蜞:“蟛蜞”,螃蟹之一种。生于水边,体形小。

⑤ 傅肱:字自翼,宋代怪山(即越州飞来山,今属会稽)人,撰有《蟹谱》两卷。

⑥ 于卦象离:卦,指八卦,《周易》中的基本图形。离,即离卦,为其中之一种。于卦象离,在八卦中象离的图形,即“☲”形。

⑦ 蜩:指蝉,俗称“知了”。

⑧ 蛭:《类编》载:“大虾也。”

⑨ 鲎足:鲎鱼,计十二足,足长五六寸。

⑩ 色绀而馨:颜色微红而黑,有香气。绀,黑里透红的颜色。馨,香气,特指散布很远的香气。

综上所述：古今所用蟹，为溪蟹科动物中华绒螯蟹 *Eriocheir sinensis* H.Milne.的全体。

胸中邪气：胸中，指胸腔。《灵枢·经脉》载："肾足少阴之脉，起于小指之下，邪走足心，出于然谷之下，循内踝之后，别入跟中，以上踹内，出腘内廉，上股内后廉，贯脊属肾络膀胱；其直者，从肾上贯肝膈，入肺中，循喉咙，挟舌本；其支者，从肺出络心，注胸中。"《素问·至真要大论》载："民病胸中烦热，嗌干……"（经文简释：人们易胸中烦热，咽喉干燥。）"胸中不便，嗌塞而咳。"（经方简释：人们易患胸中不畅快，咽喉窒塞而咳嗽等病。）"胸中邪气"，即指胸腔所患病邪症。

热结痛：热结，亦称为结热，指热邪聚结而出现的病理现象。如热结于胃肠，则出现腹痛、大便燥结，甚则渐热谵语，脉沉实等症。若热结血分，则出现蓄血证。《温病条辨》载："热结旁流，非气之不通，不用枳朴，独取芒硝入阴以解热结。"《伤寒论·辨太阳病脉证并治》载："太阳病不解，热结膀胱，其人如狂，血自下，下者愈。"

㖞僻面肿：㖞，嘴歪。由于颜面神经麻痹，口角向另一侧歪斜的病症。僻，表歪，斜。㖞僻，指面部歪斜，为中风病症，属中医病证名。口眼㖞斜，病侧浮肿。

败漆：漆，指漆疮。败漆，即治疗漆疮。

药物解读

《中药大辞典》收载：蟹，为方蟹科绒螯蟹属动物中华绒螯蟹 *Eriocheir sinensis* H.Milne-Edwards.的全体。

【性味归经】性寒，味咸。归心、肝、肾经。

【功能主治】清热散瘀，消肿解毒。用以治疗湿热黄疸，产后瘀滞腹痛，筋骨损伤，痈肿疔毒，漆疮，烫伤等。

【用法用量】内服：烧存性研末，或入丸剂，5~10g。外用：鲜品捣敷；或捣汁滴耳；或焙干研末调敷。

医籍论选

今人以蟹为肴馔，未尝以之治病，唯面有漆疮，多用蟹黄敷之。蟹壳，烧存性，蜜调，涂冻疮及蜂虿伤，酒服治妇人儿枕痛[①]，及血崩，腹痛，消积。今外科多用蟹壳，捣细筛末，为铁箍败毒散，大抵蟹壳为攻毒散风，消积行瘀之用。

——清·张志聪《本草崇原》

① 儿枕痛：又名儿枕、血母块。为产后因瘀血引起的下腹疼痛。此病多因产后恶露未尽，或风寒乘虚侵袭胞脉，瘀血内停所致。恶露未尽者，症见小腹硬痛拒按，或可摸到硬块，兼见恶露不下或不畅。治宜活血祛瘀。方用散结定痛汤等。

燕屎，味辛平。主蠱毒鬼注，逐不祥邪氣，破五癃，利小便。生平谷。

燕屎

【处方用名】燕屎——燕科 Hirundinidae.

【经文】燕屎，味辛平。主蛊毒鬼注，逐不祥邪气，破五癃，利小便。生平谷。

本经要义

燕屎：燕，鸟纲燕科各种燕的通称。《说文解字》载：“燕，玄鸟也，籋口，布翄，枝尾，象形。”段玉裁注：“籋口，故以廿象之；布翄，故以北象之；枝尾，与鱼尾同，故以火象之。”《尔雅·释鸟》载：“燕燕，鳦。”郭璞注：“一名玄鸟，齐人呼鳦。”邢昺疏：“此燕燕即今之燕，古人重言之。以其玄色，故谓之玄鸟。”宋代晏殊《浣溪沙》言：“无可奈何花落去，似曾相识燕归来。”燕屎，燕子粪。

燕屎本草溯源

《名医别录》：燕屎，有毒。……主治水浮肿。肉，出痔虫。

《本草经集注》：燕屎，味辛，平，有毒。主治蛊毒，鬼注，逐不祥邪气，破五癃，利便。生高谷山平谷。燕有两种，有胡、有越。紫胸轻小者是越燕，不入药用，胸斑黑声大者是胡燕。世呼胡燕为夏候，其作窠喜长，人言有容一匹绢者，令家富。窠亦入药用，与屎同,多以作汤洗浴,治小儿惊邪也。窠户有北向及尾倔色白者,皆数百岁燕,食之延年。凡燕肉不可食,令人入水为蛟龙所吞,亦不宜杀之。

《图经本草》未单列"燕屎"条,只是在"雀"条中提及燕屎:下有燕屎条,陶隐居云:有胡、越二种,入药用胡燕也。

李时珍在《本草纲目》中云:燕字篆文象形。乙者,其鸣自呼也。玄,其色也。鹰鹞食之则死,能制海东青鹘,故有鸷鸟之称。能兴波祈雨,故有游波之号。雷斅云:海竭江枯,投游波而立汎,是矣。京房云:人见白燕,主生贵女,故燕名天女。

又云:燕大如雀儿身长籋口[①]丰颔,布翅歧尾。背飞向宿,营巢避戊己日。春社来,秋社去,其来也,衔泥巢于屋宇之下;其去也,伏气蛰于窟穴之中。或谓其渡海者,谬谈也。玄鸟至时祈高禖[②],可以求嗣。或以为吞燕卵而生子者,怪说也。或云燕蛰于井底,燕不入屋,井虚也。燕巢有艾则不居。凡狐貉皮毛,见燕则毛脱。物理使然。

综上所述:古今所指燕屎,即鸟纲燕科金腰燕 *Hirundo daurica* Linnaeus.等多种燕的粪便。

蛊毒:参阅代赭"本经要义"之"蛊毒"解。可互参。

鬼注:即鬼疰。详见代赭"本经要义"之"鬼注"解。可互参。

不祥邪气:指不明原因的致病邪气。

五癃:癃,小便不利。《黄帝内经素问》卷七・宣明五气篇第二十三:"五气所病:心为噫,肺为咳,肝为语,脾为吞,肾为欠为嚏,胃为气逆为哕为恐,大肠小肠为泄,下焦溢为水,膀胱不利为癃,不约为遗溺,胆为怒,是谓

---

① 籋口:籋,一是表镊子。《说文解字・竹部》载:"籋,箝也。"段玉裁注:"夹取之器曰籋,今人以铜铁作之,谓之镊子。"镊子,此处作形容词解。籋口,比喻燕子的口像镊子一样。二是指用镊子钳取。

② 高禖:指媒神。古代帝王向其祭祀以求子。禖,指祭名,求子之祭。《说文解字》载:"禖,求子祭。"又指求子所祭之神。《汉书》:"上年二十九乃得太子,甚喜,为立禖,使东方朔、枚皋作禖祝。"颜师古注:"禖,求子之神也。"

五病。"人体五脏六腑之气失调,各自产生不同的病证:心病则表现为嗳气;肺病则表现为咳嗽;肝病则表现为多语;脾病则表现为吞酸;肾病则表现为易打呵欠喷嚏;胃病则表现为上逆而见呃逆,甚至有恐惧感;大肠、小肠病则表现为腹泻;下焦的水液运行失常,则表现为水肿;膀胱病变则对小便的影响有两种,如果膀胱之气不能够蒸化,则表现为小便不通,如膀胱之气不能正常约束控制,则表现为遗尿;胆气失调发病,则表现为容易发怒。上述这些就是说的"五病"。五癃,指五种泌尿系疾病之总称。

利小便:通淋利尿。

药物解读

燕屎,为极少用中药,现已基本不用,宋以后本草文献极少记载。学习了解即可。

羊躑躅，味辛溫。主賊風在皮膚中，淫淫痛，溫瘧，惡毒，諸痹。生川谷。

羊踯躅

【处方用名】羊踯躅——杜鹃花科 Ericaceae.

【经文】羊踯躅，味辛温。主贼风在皮肤中，淫淫痛，温疟，恶毒，诸痹。生川谷。

本经要义

羊踯躅：首载亍《神农本草经》，列为下品。《本草经集注》云："羊误食其叶，踯躅而死，故以为名。"本品因毒性剧烈，以此而有羊不食、牛不食、坐山虎、闹羊木、老虎花等名。《吴普本草》载："羊踯躅花。神农、雷公：辛，有毒。生淮南。治贼风、恶毒，诸邪气。"

兰踯躅本草溯源

《名医别录》：羊踯躅，有大毒。主治邪气，鬼注，蛊毒。一名玉支。生太行山及淮南山。三月采花，阴干。

《本草经集注》：羊踯躅，味辛，温，有大毒……今近道诸山皆有之。花、苗似鹿葱，羊误食其叶，踯躅而死，故以为名。不可近眼。

《图经本草》：羊踯躅，生太行山川谷及淮南山。今所在有之……羊误食其叶，则踯躅而死，故以为名。三月四月采花阴干。今岭南蜀道山谷遍生，皆深红色如锦绣然。

祝按:苏颂所言为杜鹃花科植物,与《中国高等植物图鉴》第三册第4 241图羊踯躅 *Rhododendron molle* G.Don.相一致。别称闹羊花、六轴子。全株有剧毒。

《本草纲目》"释名"项云:黄踯躅、黄杜鹃、羊不食草、闹羊花、惊羊花、老虎花等。

李时珍曰:韩保昇所说似桃叶者最的。其花五出,蕊瓣皆黄,气味皆恶。苏颂所谓深红色者,即山石榴名红踯躅者,无毒,与此别类…………按唐《李绅[①]文集》言:骆谷多山枇杷,毒能杀人,其花明艳,与杜鹃花相似,樵者识之。其说似羊踯躅,未知是否?要亦者类耳。

李时珍又言:此物有大毒……处处山谷有之。高者四五尺,低者一二尺。春生苗叶,浅绿色。枝少而花繁,一枝数萼。二月始开花,如羊踯躅,而蒂如石榴花,有红者、紫者、五出者、千叶者。小儿食其花,味酸无毒。一名红踯躅,一名山石榴,一名映山红,一名杜鹃花。其黄色者,即有毒,羊踯躅也。

综上所述:《神农本草经》所载"羊踯躅",为杜鹃花科植物羊踯躅 *Rhododendron molle*(Bl.)G.Don.的花枝。

贼风:贼,此处表邪恶的、不正派的。如贼头贼脑。风,指风邪。贼风,一是指风邪。二是指"虚邪贼风"的简称。泛指四时不正常的气候,因他们具有贼害的性质,使人致病,故名"贼风"。《黄帝内经灵枢》卷九·贼风篇第五十八:"黄帝曰:夫子言贼风邪气之伤人也,令人病焉,今有其不离屏蔽,不出空穴之中,卒然病者,非不离贼风邪气,其故何也?"

淫淫痛:淫淫,形容词,过量之义。淫淫痛指疼痛厉害。

温疟:疟疾病之一。《素问·疟论》载:"先伤于风而后伤于寒,故先热而后寒也,亦以时作,名曰温疟。""阴虚而阳盛,阳盛则热矣,衰则气复反入,入则阳虚,阳虚则寒矣,故先热而后寒,名曰温疟。"《金匮要略·疟病脉证并治》载:"温疟者,其脉如平,身无寒但热,骨节疼烦,时呕,白虎加桂枝

① 李绅:唐代诗人,无锡人。著有《李绅文集》《悯农》《莺莺歌》等。

汤主之。"

恶毒:泛指各种致病毒邪。

诸痹:泛指各种痹证。

药物解读

《中药大辞典》收载:羊踯躅根,为杜鹃科杜鹃花属植物羊踯躅 *Rhododendron molle*(Bl.)G.Don.的根。

【性味归经】性温,味辛。有毒。归脾经。

【功能主治】祛风除湿,散瘀止痛。主治风湿痹痛,跌打损伤,痔漏,疥癣等。

【用法用量】内服,煎汤 1.5~3g,外用适量,研末调敷患处。

【临床药师、临床医师注意事项】

本品有大毒,不宜过量、久服。以防中毒。

医籍论选

羊踯躅花,气味辛温,有大毒。主治贼风在皮肤中淫淫痛,温疟,恶毒,诸痹。

羊踯躅花色黄,气味辛温,禀火土金相生之化。羊乃火畜而兼土金,南方赤色,其畜羊……金也。此花大毒,亦禀火土金之化,羊食之,则同气相感而受其毒,是以踯躅而死。金主反毛,土主肤肉,火主血脉,主治贼风在皮肤中淫淫痛,治随经内薄,治温疟恶毒,治火主之经脉也。诸痹乃皮脉肉之痹,而踯躅亦治之也。

——清·张志聪《本草崇原》

羊桃，味苦寒。主熛熱，身暴赤色，風水積聚，惡瘍，除小兒熱。一名鬼桃，一名羊腸。生川谷。

羊桃

【处方用名】猕猴桃——猕猴桃科 Actinidiaceae.

【经文】羊桃，味苦寒。主熛热，身暴赤色，风水积聚，恶疡，除小儿热。一名鬼桃，一名羊肠。生川谷。

本经要义

羊桃：羊桃入药始载于《神农本草经》，列为下品。为猕猴桃科植物中华猕猴桃的果实。猕猴桃之名则始见于《开宝本草》。猕猴桃为浆果，其大小、形状似桃似梨。表面密生棕色长毛。山中猕猴喜吃此果，又以形似而称猕猴桃、猕猴梨。羊桃、鬼桃等名，义同猕猴桃。“羊”“杨”“洋”“阳”为“羊”字声之讹。本品为大型藤本植物，故又有藤梨之名。

羊桃本草溯源

《名医别录》：羊桃，有毒。主去五脏五水，大腹，利小便，益气，可作浴汤。一名苌楚，一名御弋，一名铫弋。生山林及田野。二月采，阴干。

《本草经集注》：羊桃，味苦，寒，有毒……山野多有，甚似家桃，又非山桃。子小细，苦不堪啖，花甚赤。《诗》云：“湿有苌楚”者，即此也。方药亦不复用。

李时珍在《本草纲目》"羊桃"条"集解"项云：羊桃茎大如指，似树而弱如蔓，春长，嫩条柔软，叶大如掌，上绿下白，有毛，状似苎麻而团。其条浸水有涎滑。

祝按：据李时珍对其植物形态的精确描述，羊桃为猕猴桃科藤本植物无疑，与《中国高等植物图鉴》第二册第3 405图猕猴桃 *Actinidia chinensis* Planch.（别名红藤梨）相一致。

历代本草文献言羊桃有毒。然清代赵学敏在《本草纲目拾遗》中则认为羊桃"酸甘涩平无毒，久食能辟岚瘴之毒"。

熛热：熛，有疾速之义。"熛"，指火星迸飞，也指迸飞的火星或火焰。熛热，指急性高热病。

身暴赤色：指前文熛热所致之全身皮肤热烫、皮肤发青等症状。

风水：水肿之一种。《素问·水热穴论》载："勇而劳甚则肾汗出，肾汗出逢于风，内不得入于脏腑，外不得越于皮肤，客于玄府，行于皮里，传为胕肿，本之于肾，名曰风水。"

风水，是外感风邪所引起的一种水气病，多由风邪侵袭，肺气失于宣降，不能通调，水湿潴留体内所致。症见发病急聚，发热恶风，面目四肢浮肿，骨节疼痛，小便不利，脉浮等。此症可见于现代病之急性肾小球炎等。治宜疏风、宣肺、利尿，可用防风黄芪汤、五苓散等。

恶疡：指严重的疮疡疾病。

小儿热：指小儿高热。

药物解读

《中药大辞典》收载：猕猴桃，为猕猴桃科猕猴桃属植物猕猴桃 *Actinidia chinensis* Planch.的成熟果实。

【性味归经】性寒，味酸、甘。归胃、肝、肾经。

【功能主治】清热，止渴，和胃，通淋。用于治疗烦热，消渴，消化不良，黄疸，石淋，痔疮等。

【药材（饮片）鉴别要点】

猕猴桃为浆果，近球形、圆柱形或椭圆形，长4～6cm。表面黄褐色至绿褐色,密被褐色茸毛,具小而多的淡褐色斑点,先端喙不明显,微尖,基部果柄长 1. 2~4cm,宿存萼反折。果肉外部绿色,内部黄色。种子细小,长 2~5mm,气微,味酸、甘,微涩。

【拓展阅读】

广东、广西等地区另有一种"洋桃",为酢浆草科植物阳桃 *Averrhoa carambola* L.的果实,为南方一种水果,可生食。性寒,味甘、酸,具有清热、生津、利水、解毒等功效。民间用于治疗风热咳嗽,烦渴,口糜,牙龈肿痛,石淋等。

猕猴桃根

猕猴桃根同等入药,异名羊桃根、藤梨根等,是近年来发掘的抗癌中药。

【性味归经】性凉,味甘、涩。归肝、脾、胃经。

【功能主治】清热解毒,利湿,活血,散结,消肿。用于治疗风湿痹痛,瘰疬结核,胃肠道肿瘤,乳腺癌肿等病症。

羊蹄

【处方用名】羊蹄——蓼科 Polygonaceae.

【经文】羊蹄，味苦寒。主头秃疥瘙，除热，女子阴蚀。一名东方宿，一名连虫陆。一名鬼目。生川泽。

羊蹄，味苦寒。主頭禿疥瘙，除熱，女子陰蝕。一名東方宿，一名連蟲陸。一名鬼目。生川澤。

本经要义

羊蹄：羊蹄始载于《神农本草经》，列为下品。李时珍云："羊蹄以根名，牛舌以叶形名，秃菜以治秃疮名也。"陶弘景云："今人呼为秃菜，即是蓄音之讹也。"《诗经·小雅·我行其野》载："我行其野，言采其蓫。"陆玑注云："蓫即蓄字，今之羊蹄也。"

羊蹄因根粗大，断面黄色，味苦性寒，功似大黄，叶似牛之耳和舌，故有牛耳大黄、牛舌大黄之称。又因其叶边缘呈微波状皱褶，故又有野菠菜、山菠菜等诸名。本品具有清热解毒之功，古人用之以治疗恶疥癣（皮肤结节性瘙痒病）等，故又有恶菜、癣病、败毒菜等别称。

羊蹄本草溯源

《名医别录》：羊蹄，无毒。主治浸淫疽痔，杀虫。一名蓄。生陈留。

《本草经集注》：羊蹄，味苦，寒，无毒……今人呼名秃菜，即是蓄音之讹。《诗》

云：言采其蓄。又一种极相似而味酸，呼为酸模，根亦治疥也。

祝按：陶弘景所言："有一种极相似而味酸，呼为酸模，根亦治疥也。"系指与羊蹄同属酸模属植物酸模 *Rumex acetosa* L.，民间也称牛耳大黄。茎叶味酸，嫩叶可作菜，可生食。全草、根入药。善治皮肤瘙痒症。酸模属植物在我国有30余种，绝大部分可入药。

《图经本草》：羊蹄，秃菜也。生陈留川泽，今所在有之。生下湿地。春生苗，高三四尺。叶狭长，颇似莴苣而色深。茎节间紫赤。花青白成穗，子三棱，有若茺蔚。夏中即枯。根似牛蒡而坚实，今人生采根，醋摩涂癣速效。

祝按：苏颂所言羊蹄之植物形态和生境，极是。即现今蓼科酸模属植物羊蹄。

《本草纲目》"释名"项，李时珍云：羊蹄以根名，牛舌以叶形，名秃菜以治秃疮名也。《诗·小雅》云：言采其蓫。陆玑注云：蓫即蓄字，今之羊蹄也。幽州人谓之蓫。根似长芦菔而茎赤。

李时珍又在"集解"项云：(羊蹄)近水及湿地极多。叶长尺余，似牛舌之形，不似波棱。入夏起苔，开花结子，花叶一色。夏至即枯，秋深即生，凌冬不死。根长近尺，赤黄色，如大黄胡萝卜形。

综上所述：《神农本草经》所载之羊蹄，为现今蓼科植物羊蹄 *Rumex japonicus* Houtt.或同属植物尼泊尔酸模 *Rumex nepalensis* Spr.的根。

头秃疥搔：头秃，即头秃疮。疥搔，为古代之结节性皮肤瘙痒病症，非现今之"疥疮"。

除热：清热或清热解毒。

阴蚀：亦称之为阴疮、蚀疮、阴伤、女子痟蚀、恶疮蚀、阴蚀疮、阴中蚀烂等，症见阴部溃烂，或痛或痒，甚则脓血淋沥，伴有赤白带下，小便淋漓，阴部肿胀等。相似于西医学的女性外阴溃疡和外伤、阴道恶性肿瘤等。

药物解读

《中药大辞典》收载：羊蹄，为蓼科酸模属植物羊蹄 *Rumex japonicus*

Houtt.或尼泊尔酸模 *Rumex nepalensis* Spr.的根。

【性味归经】性寒，味苦。归心、肝、大肠经。

【功能主治】清热通便，凉血止血，解毒杀虫。治疗大便秘结，吐血，衄血，肠风便血，痔血，崩漏，疥癣，白秃，痈疮肿毒等。

【鉴别要点】

1. 药材鉴别

羊蹄：根呈类圆锥形，根头部有残留茎基及支根痕。表面棕灰色，具纵皱纹及横向突起的皮孔样瘢痕。质硬易折断，断面灰黄色，颗粒状。气特殊，味微苦涩。

尼泊尔酸模：根呈圆锥形，下部有分枝，根头部具残留茎基及支根痕，周围具干枯的棕色叶基纤维，其下有密集横纹。表面黄灰色，多纵沟及横长皮孔样瘢痕。质硬易折断，断面淡棕色。气微，味苦涩。

2. 饮片鉴别

羊蹄饮片呈类圆形或椭圆形厚片，直径为1~2cm，切面深棕色，中心深黄色，形成层环隐约可见。饮片周边灰黄色，具纵皱纹，质硬，气微。味苦、涩。

医籍论选

羊蹄根……夏至即枯，根长近尺，赤黄色如大黄胡萝卜之形，故一名羊蹄大黄，俗人谓之土大黄。

羊蹄，水草也，生于川泽及近水湿地。感秋气而生，经冬不凋，至夏而死，……水能清热，故除热。苦能生肌，故治阴蚀。

——清·张志聪《本草崇原》

藥實根，味辛溫。主邪氣，諸痹疼酸，續絕傷，補骨髓。一名連木。生山谷。

药实根

【处方用名】黄药子——薯蕨科 Dioscoreaceae.

【经文】药实根，味辛温。主邪气，诸痹疼酸，续绝伤，补骨髓。一名连木。生山谷。

本经要义

药实根：首载于《神农本草经》，列为下品。从本草学考证，认为是薯蓣科薯蓣属植物黄药子 *Dioscorea bulbifera* L. 的地下块茎（《滇南本草》）。因本品味苦，故呼苦药子（《圣济总录》）。其断面淡黄色至黄棕色，故又名黄药根（《开宝本草》）。地下块茎单生，又称黄独（《山西草药》）。本植物为藤本植物，叶脉常生大小不等的紫褐色球形或卵圆形珠芽，俗称零余子。

药实根本草溯源

《名医别录》：药实根，无毒。生蜀郡，采无时。

祝按：“采无时”，提示本品应为常绿，或一年四季可见。王德群认为该药生于树上，连木所生，且互相连生槲厥，古树有矣，有一定的道理。

《图经本草》：黄药根，生岭南……以忠、万州者为胜，藤生高三、四尺，根及茎似小桑，十月采根。秦州出者谓之红药……春采根，曝干，又下有药实根条云：生蜀郡山谷，苏恭云：即药子也。用其核仁。《本经》误载根字，疑即黄药之实。

祝按：苏氏认为：《神农本草》所载药实根，为黄药子之实，或即黄药子。

《新修本草》“药实根”条云：此药子也，当今盛用，胡[1]名那绽，出通州、渝州。《本经》用根，恐误载根字。子味辛，平，无毒。主破血，止利，消肿，除蛊注蛇毒。树生叶似杏，花红白色，子肉味酸甘。用其核仁也。

《本草纲目》：《四川志》云：古药子出忠州[2]。性寒，解一切毒。川蜀诸处皆有，即解毒子[3]也。或云：卬州[4]苦药子即黄药子，方言称呼不同耳。

李时珍又言：此药子虽似黄药、苦药子，而稍有不同。二药子不结子，此则树之子也。葛洪《肘后方》云：婆罗门名那疏树子，中国人名药子，去皮取中仁，细研服，治诸病也。

《神农本草经图考》认为：《神农本草经》所载“药实根”为水龙骨科槲蕨属植物槲蕨 *Drynaria roosii* Nakaike.的根状茎。原有：本品是一名“连木”，认为该药生于树上，连木所生，且互相连生，似有一定的道理和思维值得考究。但该植物常攀援树上，也可理解为“连木”之义，另，槲蕨又名岩姜、猴姜，为蕨类植物，不开花，不结果（此为重要鉴别要点）。槲蕨为孢子繁殖。本属植物多当作骨碎补使用。骨碎补 *Davallia mariesii* Moare.为骨碎补科骨碎补属植物。

---

① 胡：中国古代对北方和西方各地名称之泛称。如称匈奴为胡，其东方之乌桓，鲜卑先世为“东胡”，西域各族称为“西胡”。

② 忠州：一是指今四川省忠县；二是指广西南宁市。

③ 解毒子：经本草考证：解毒子为防己科植物地不容 *Stephania delavayi* Diels.的地下块根。

④ 印州：刘衡如点校认为“卬”，疑当为“邛’，“卬州”当为“邛州”，即现今四川省邛崃市。

王德群教授对《神农本草经》之“明理归真”，对正确考订《神农本草经》药物很能使人耳目一新，值得深入考订和研究。本文暂定为薯蕨科植物“黄药子”。

邪气：泛指各种致病因素。参阅寒水石“本经要义”之“邪气”解。

诸痹疼痛：泛指各种痹证所致之肢节疼痛。有关痹证，可学习《素问·痹论》等内容。

绝伤：泛指跌打损伤。

补骨髓：指本品具有强筋壮骨之作用。

药物解读

本品为少常用中药。《中药大辞典》收载：黄药子，别名黄药根、黄独根等。为薯蓣科薯蓣属植物黄独 *Dioscorea bulbifera L.* 的地下块茎。

【性味归经】性寒，味苦，有小毒。归肺、肝经。

【功能主治】散结消瘿，清热解毒，疗血止血。用于治疗瘿瘤，喉痹，痈肿疮毒，毒疮咬伤，肿瘤、吐血、衄血，百日咳等。

蠮螉，味辛平。主久聾，咳逆，毒氣，出刺出汗。生川谷。

蠮螉

【处方用名】蠮螉——蜾蠃科 Eumenidae.

【经文】蠮螉，味辛平。主久聋，咳逆，毒气，出刺出汗。生川谷。

本经要义

蠮螉：蠮螉，始载于《神农本草经》，列为下品。俗称细腰蜂。黑色，腰细长，雌尾端有毒刺。能蜇人。独栖性，掘地作巢。成虫吸食花粉作蚕。

蠮螉本草溯源

《名医别录》：蠮螉，无毒。主治鼻窒。其土房主痈肿，风头。一名土蜂。生熊耳及牂牁，或人屋间。

《本草经集注》：蠮螉，味辛，平，无毒……此类甚多，虽名土蜂，不就土中为窟，谓揵[①]土作房尔。今一种黑色、腰甚细，衔泥于人室及器物边作房，如并竹管者是也。其生子如粟米大置中，乃捕取草上青蜘蛛十余枚满中，仍塞口，以拟其子大为粮也。其一种入芦竹管中者。亦取草上青虫，一名蜾蠃。诗人云：螟蛉有子，蜾蠃负之。言细腰物

① 揵：表担运、运二。

无雌，皆取青虫，教祝便变成己子，斯为谬矣。造诗者乃可不详，未审夫子何为因其僻邪？圣人有阙，多皆类也。

《图经本草》：蠮螉，生熊耳川谷及牂牁，或人家屋间。今处处有之，黑色而细腰，虽一名土蜂，而不在土中作穴，但摙土于人家壁间或器物旁作房……

《本草纲目》：蠮螉，象其声也。

李时珍又云：蠮螉之说各异，今通考诸说，并视验其卵，及蜂之双双往来，必是雌雄。当以陶氏、寇氏之说为正。

《本草衍义》：蠮螉，诸家所论备矣，然终不敢舍诗之意。尝析窠而视之，果有子如半粟米大，其色白而微黄。所负虫亦在其中，乃青菜虫，却在子下，不与虫相着。又非叶虫及草上青虫，应是诸虫皆可也。陶隐居所说近之矣。人取此房研细，醋调，涂蜂虿。

王德群在**《神农本草经图考》**中更加明确：此虫，即蜾蠃，单栖性，平时自由生活，仅在雌蜂产卵时才衔泥造巢，一般一室一卵，以卵端丝粘于室壁上，并捕捉其他昆虫的幼虫或蜘蛛经螫刺麻醉后带回巢内，供幼虫食用。

综上所述：蠮螉，亦即蜾蠃、土蜂，即今之细腰小蜂 Eumenes pomifomis Fabr.

久聋：聋，指听觉失灵或迟钝。《说文解字》载："聋，无闻也。"《释文·释疾病》载："聋，笼也。如在蒙笼之内，听不察也。"《左传·僖公二十四年》载："耳不听五声之和为聋。"

耳聋久而不愈者，谓之"久聋"。多因肾虚精血不足，不能上通于耳所致。《诸病源候论》载："足少阴，肾之经，宗脉之所聚，其气通于耳。劳伤于肾，宗脉虚损，血气不足，为风邪所乘，故成耳聋。劳伤甚者，血虚气极，风邪停滞，故为久聋。"

咳逆：参阅干姜"本经要义"之"咳逆止气"解。可互参。

毒气：泛指各种致病邪气。

药物解读

蠮螉为极少用中药,现今临床上罕用。学习《神农本草经》了解即可。

《中药大辞典》收载:蠮螉,为蜾蠃科蜾蠃属动物蜾蠃的全虫。

【性味归经】性平,味辛;有毒。

【功能主治】止咳降逆。主治咳嗽,呕逆,鼻塞等。

【注意事项】本品不宜入汤剂,宜研末药汁冲服。

衣魚，味鹹溫，無毒。主婦人疝瘕，小便不利，小兒中風，項強，背起摩之。一名白魚。生平澤。

衣鱼

【处方用名】衣鱼——衣鱼科 Lepismatidae.

【经文】衣鱼，味咸温，无毒。主妇人疝瘕，小便不利，小儿中风，项强，背起摩之。一名白鱼。生平泽。

衣鱼，味咸温，无毒。主妇人疝瘕，小便不利。小儿中风项强，皆宜摩之。一名白鱼。生平泽。(曹元宇辑注本)

衣鱼，味咸温。主治妇人疝瘕，小便不利，小儿中风，项强，皆宜摩之。一名白鱼。生平泽。(尚志钧校点本)

本经要义

衣鱼:衣鱼，“隐藏于书籍、衣柜之中，蠹蚀衣物及书籍。”

衣鱼本草溯源

《吴普本草》:衣中白鱼。一名蟫[①]。

《名医别录》:衣鱼，无毒。主治淋、堕胎，涂疮，灭瘢。一名蟫。生咸阳。

---

① 蟫:蠹魚，又名衣鱼。体长而扁，触角鞭状，体被银色西鳞，无翅。常栖于衣服、书籍。啮食书本上之浆糊及胶质物质。

《本草经集注》:衣鱼,味咸,温,无毒……衣中乃有,而不可常得,多在书中。亦可用于小儿淋闭,以摩脐及小腹,即溺通也。

《图经本草》:衣鱼,生咸阳平泽。今处处有之。衣中乃少而多在书卷中,《尔雅》说谓蟫,白鱼,郭璞云:衣书中虫,一名蛃鱼①是也。

综上所述:《神农本草经》所载"衣鱼",为衣鱼科昆虫衣鱼 *Lepisma saccharina* L.的全虫。

疝瘕:中医病证名,出自《素问·玉机真脏论》。因风邪化热传于下焦,与湿相结而致。其症见小腹部热痛,溺窍流出白色黏液,类似前列腺类。又因风寒与腹内气血相结而致。其症见腹皮隆起,推之可移,腹痛牵引腰背。此如腹疝一类疾病。

小儿中风:中风,亦称卒中,指猝然昏仆,不省人事,或突然口眼㖞斜,半身不遂,言语不利的病证。小儿中风,为小儿高热,或小儿感受风邪,四肢缓纵,不能随意运动;若风邪中于肢带,客于经脉,即发生拘急挛病等。

项强:中医病证名,指颈项肌肉筋脉索强引痛。多因感受风寒湿邪侵袭太阳经脉;或因皮肉破伤,病邪外袭;或失血、大汗、高热伤阴后,津血耗损,筋脉失养所致。本症可见于伤寒、中风、痉病、落枕等。《素问·至真要大论》载:"诸痉项强,皆属于湿。"

背起摩之:可引伸为"涂抹"(药物)。

药物解读

衣鱼为极少用中药,且其资源极为稀少,难见。学习《神农本草经》了解即可。

《中药大辞典》收载:衣鱼,为衣鱼科衣鱼属动物衣鱼 *Lepisma saccharina* Linnaeus.或稀衣鱼属动物毛衣鱼 *Ctenolepisma villosa* Fabn.的干燥全体。

【性味归经】性温,味咸。归膀胱、肝经。

【功能主治】利尿通淋,祛风明目,解毒散结。治疗淋病,尿闭,中风口

① 蛃鱼:衣魚,又名蠹魚。《广雅·释虫》载:"白鱼,蛃鱼也。"

祸,小儿惊风,痫证,重舌,目翳,瘢痕疙瘩等。

医籍论选

衣鱼色白,碎之如银,禀金气也;命名曰鱼,气味咸湿,禀水气也。水能生木,故治妇人之疝瘕;妇人疝瘕,肝木病也。金能生水,故治小便之不利;小便不利,水不行也。小儿经脉未充,若中于风,日久不愈,则项强背起,乃督脉为病,督脉合肝部,属太阳。衣鱼禀金水之化,故当用以摩之。

——清·张志聪《本草崇原》